AF308663

CONTRIBUTION A L'ÉTUDE

DE LA

PNEUMONIE TRAUMATIQUE

PAR

Le Dr Joseph PÉZERAT

Ancien Externe des Hôpitaux de Lyon.

LYON

ALEXANDRE REY, IMPRIMEUR DE LA FACULTÉ DE MÉDECINE

4, RUE GENTIL, 4

1897

CONTRIBUTION A L'ÉTUDE

DE LA

PNEUMONIE TRAUMATIQUE

CONTRIBUTION A L'ÉTUDE

DE LA

PNEUMONIE TRAUMATIQUE

PAR

Le Dr Joseph PÉZERAT

Ancien Externe des Hôpitaux de Lyon.

LYON

ALEXANDRE REY, IMPRIMEUR DE LA FACULTÉ DE MÉDECINE

4, RUE GENTIL, 4

1897

AVANT-PROPOS

Ayant eu l'occasion d'observer dans le service de clinique médicale de M. le professeur Bondet, alors suppléé
par M. le Dr Roque, un cas bien net de pneumonie traumatique, notre intention fut dès lors de lui consacrer le
sujet de notre thèse inaugurale. Diverses circonstances
nous ont empêché de publier plus tôt notre travail ; mais
nous espérons pouvoir présenter, à l'heure qu'il est, un
certain nombre de réflexions ayant quelque intérêt. Sans
avoir la prétention de trancher dans cette étude les
diverses questions qu'elle peut soulever, nous nous pro-
posons simplement pour but d'éclairer quelques coins de
l'histoire de la maladie qui nous occupe. Le cas qu'il
nous a été donné d'étudier semble, en effet, sortir par
plusieurs côtés du cadre dans lequel les auteurs ont
l'habitude de décrire la pneumonie traumatique. Il s'agissait d'un homme, jeune encore, assez vigoureux, de bonne
santé antérieure, qui, à la suite d'un traumatisme relativement léger, c'est-à-dire d'une simple fracture de côte,
présenta, dès le surlendemain de son accident, des

troubles sérieux du côté de l'appareil respiratoire et qui, huit jours plus tard, lors de son entrée à l'hôpital, avait tous les symptômes d'une pneumonie étendue aux deux tiers du poumon. Cette pneumonie évolua rapidement vers une terminaison fatale et la mort arriva par hépatisation grise, le cinquième jour après l'entrée du malade à l'hôpital. Ce fait qui ne paraît pas en rapport avec l'opinion générale qui admet la bénignité presque constante de la pneumonie traumatique, a été pour nous l'occasion de revoir les principaux travaux qui avaient été écrits à diverses époques sur la question et nous nous sommes aperçu que, depuis ass longtemps déjà, aucun travail d'ensemble n'avait paru, du moins en France. La dernière thèse française qui ait trait à notre sujet, d'après les recherches que nous avons entreprises, celle de Proust (Paris 1884), n'a envisagé presque exclusivement que le point de vue clinique et semble avoir laissé trop de côté soit la question de la nature même de la maladie, soit celle de son anatomie et de sa physiologie pathologiques. Or, depuis ce moment, le nombre des observations publiées a un peu augmenté, et quelques recherches expérimentales ont permis de se rendre compte du mécanisme de l'infection du parenchyme pulmonaire et des raisons de la variété des formes qu'elle peut revêtir. Il nous semble donc qu'on peut, sans trop de hardiesse, reprendre actuellement ce sujet et essayer de dire ce que l'on doit entendre par « pneumonie traumatique » et quelles sont les particularités cliniques, anatomiques et physiologiques de cette affection.

Mais, avant d'entrer dans le cœur de notre sujet, qu'il nous soit permis de remercier M. le professeur Bondet, de l'accueil bienveillant que nous avons reçu de lui, dès que nous avons cherché à profiter de l'enseignement si utile qu'il prodigue à ses élèves, ainsi que de l'honneur qu'il nous fait aujourd'hui en voulant bien accepter la présidence de notre thèse.

M. le Dr Roque, qui a appelé notre attention sur l'intérêt de la question et nous l'a signalée spécialement, a droit aussi à tous nos remerciements et nous le prions d'agréer l'expression de notre reconnaissance pour toutes les marques de sympathie qu'il nous a données.

M. le Dr Bret. chef des travaux de la clinique et notre cousin, le Dr Mollard, ont eu l'obligeance de nous guider dans nos recherches et de nous prodiguer leurs conseils. Qu'ils veuillent bien croire à toute notre gratitude.

Nous ne saurions non plus oublier de remercier M. le Dr Gangolphe, professeur agrégé à la Faculté, chirurgien-major de l'Hôtel-Dieu, d'avoir bien voulu nous communiquer deux observations montrant deux aspects différents de la maladie, ainsi que M. le Dr Martel, chef de clinique chirurgicale, à la complaisance duquel nous devons la traduction des observations anglaises que nous relatons dans notre travail.

Nous assurons M. le Dr Mollière, médecin de l'Hôtel-

Dieu, qui nous a porté, dès le début de nos études, un si vif intérêt et qui nous a toujours témoigné tant de bonté, de nos sentiments profondément reconnaissants et de notre sincère dévouement.

Au moment où vient se clôturer notre vie, déjà si longue, d'étudiant, c'est pour nous un devoir bien cher à remplir que d'adresser nos hommages et nos remerciements à tous ceux qui ont été nos maîtres dans les hôpitaux et nous ont entouré de tant d'encouragement et de bienveillante indulgence : à M. le professeur Maurice Pollosson, à M. le Dr Clément et à M. le Dr Bouveret, dont nous avons eu la bonne fortune d'être l'externe et desquels nous avons reçu, avec l'initiation à la pratique médicale, les leçons si pleines d'autorité, à M. le professeur Teissier et à M. le professeur Ollier qui, dans une année trop courte de stage, nous ont permis de nous joindre à tous ceux qui ont l'honneur de pouvoir se dire leurs élèves.

Il est un autre de nos maîtres, auquel nous aimons à rendre un souvenir ému. Nous avons été aussi l'externe de Daniel Mollière et nous nous rappellerons toujours le maître si aimé, le praticien à l'esprit si sagace et si plein de spontanéité, dont la perte a été ressentie si vivement par tous ceux qui avaient pu apprécier les hautes qualités de son cœur et de son intelligence.

Que tous nos amis enfin, qui nous ont toujours été si cordialement dévoués pendant le cours de nos études et ceux qui nous ont prodigué leurs soins, durant la maladie qui nous a retenu si longtemps éloigné d'elles, veulent bien croire que nous n'oublierons jamais tout ce que nous leur devons. Nous ne saurions les nommer tous ici, mais nous les prions tous d'accepter ce faible hommage de notre inaltérable amitié.

CONTRIBUTION A L'ÉTUDE

DE LA

PNEUMONIE TRAUMATIQUE

CHAPITRE PREMIER

DÉFINITION ET HISTORIQUE

Nous entendons par « peunmonie traumatique » toutes
les lésions inflammatoires du parenchyme pulmonaire,
provoquées par un traumatisme quelconque de la région
thoracique, que celui-ci ait lésé la paroi et, en même
temps, le poumon, qu'il y ait eu une véritable effraction par pénétration d'un corps étranger dans l'épaisseur
du parenchyme pulmonaire ou qu'il y ait eu, au contraire,
simplement contusion plus ou moins grave de ce dernier,
avec intégrité plus ou moins complète des plans superfi-
ciels. Mais nous laisserons de côté toutes les lésions qui
peuvent être déterminées par l'introduction d'un corps
étranger dans les bronches par les voies naturelles, car il
ne s'agit pas là de lésions traumatiques à proprement
parler. Si, en effet, le sens des mots « trauma », « action
traumatique », « traumatisme » n'est pas rigoureusement
défini, comme on peut s'en convaincre en consultant les

auteurs classiques, il répond cependant pour tous à l'idée d'une violence extérieure, appliquée brusquement sur une partie quelconque et y déterminant une diérèse plus ou moins profonde, mais immédiate. Les corps étrangers séjournant dans les bronches ne sauraient donc rentrer dans cette définition et nous n'aurions, du reste, aucun éclaircissement à apporter à leur histoire encore obscure.

La question des rapports de la pneumonie et du traumatisme étant ainsi posée, il semblerait de prime abord qu'elle ait dû donner lieu depuis longtemps à des recherches et à des discussions, dont nous pourrions, à l'heure qu'il est, tirer des conclusions fermes; il n'en est rien, et un coup d'œil jeté sur les principaux travaux parus à diverses époques sur ce sujet montrera, nous le pensons du moins, quelles sont les idées diverses qu'il a pu susciter.

Les premiers aperçus sur la pneumonie traumatique peuvent se retrouver dans les écrits de Morgagni, de Rouppe *(De morbis navigantium)*, de J. Franck; mais aucun lien ne paraît réunir les divers faits cités et les indications anatomo-pathologiques ne sont que fort vagues, telles que les connaissances du temps pouvaient les fournir. C'est ainsi, en particulier, que Rouppe ne semble pas faire de distinction bien nette entre ces cas d'inflammation pulmonaire et ceux de gangrène primitive du poumon liés à un traumatisme. Quant à Franck, il se contente d'affirmer la fréquence de la suppuration dans ces pneumonies et nous verrons plus loin dans quelles limites son assertion est justifiée.

Au contraire, les auteurs qui, vers le milieu de ce siècle, ont les premiers bien mis en lumière les cas de

pneumonie traumatique qu'ils avaient eu l'occasion d'observer, c'est-à-dire Legouest, dans sa thèse inaugurale de
1845, et Grisolle dans son immortel *Traité de la pneumonie*, se sont efforcés de faire envisager la pneumonie
traumatique comme de gravité moindre que la pneumonie
dite spontanée. D'après eux, la durée de la maladie serait
plus courte et l'évolution tendrait, pour ainsi dire, naturel-
lement vers la guérison. Grisolle s'exprime en ces termes:
« La bénignité ordinaire des pneumonies traumatiques
n'est pas un fait exceptionnel, mais général, s'appliquant
à un grand nombre de phlegmasies. Il importe, en effet,
de remarquer que la pneumonie qui survient par le fait
d'une violence extérieure est, en quelque sorte, un acte
physiologique, un acte réparateur, se produisant, en
général, chez un individu bien portant et dans un organe
qui n'a, communément, aucune prédisposition morbide ».
Grisolle, *Traité de la pneumonie*, 2e édition 1854,
p. 435.

Rappelons aussi brièvement certains travaux parus à
diverses époques de notre siècle sur des points isolés de la
question. Tels sont les faits signalés par Boyer, dans son
Traité des maladies chirurgicales, par Lerminier et par
Andral, qui avaient trait aux inflammations succédant aux
plaies du poumon; telles sont les recherches expérimentales de Jobert de Lamballe au sujet des corps étrangers
pénétrant dans le poumon par suite d'une blessure
du thorax par arme à feu; telles sont les recherches de
Gosselin, publiées en 1847, sur les *Déchirures du poumon
par contusion du thorax et leurs complications inflammatoires*; telle est enfin l'opinion de Lieutaud, rapportée
par Portal, admettant l'existence de pneumonies qui sur-

viendraient à la suite d'une commotion violente sur une partie du corps éloignée du thorax, agissant, par contre-coup, sur le poumon.

Plus près de nous, nous trouvons la thèse de Courtois, (Paris 1873), intitulée *Etude sur les contusions du poumon sans fracture de côtes*, où incidemment, mais d'une manière assez étendue, est traitée la question des complications inflammatoires ou gangréneuses qui peuvent survenir dans ces cas. En 1874, MM. Hayem et Graux communiquent, l'un à la Société médicale des hôpitaux, l'autre à la Société anatomique, un cas de pleuro-pneumonie, d'origine traumatique, au sujet duquel s'éleva une discussion intéressante sur les rapports pouvant exister entre les lésions inflammatoires et les lésions gangréneuses du poumon.

En 1878, M. le professeur Le Dentu et son élève Lapierre publient dans la *France médicale*, deux nouvelles observations de pneumonie traumatique, sans fracture de côte. La même année également, Fourrière, dans sa thèse soutenue à Paris et intitulée *De la gangrène pulmonaire par contusion du thorax*, revient sur les similitudes qu'il peut y avoir entre certaines pneumonies et la période de début de certaines gangrènes pulmonaires, mais pour combattre l'analogie qu'on avait tenté d'admettre entre ces deux ordres de phénomènes, pour lui absolument différents.

L'année suivante parut dans la *France médicale*, une observation d'un caractère un peu spécial, due à un auteur anglais, Sir John Cormack, ainsi qu'un nouveau travail d'ensemble, la thèse de Cahen, soutenue à Paris, où l'auteur envisage successivement les diverses variétés de pneumonie traumatique, d'après les causes qui leur ont donné naissance. Bien qu'il admette, en se basant sur les statistiques antérieures, la bénignité générale de ces pneumonies, il reconnaît toutefois que, dans les cas où l'on trouve un corps étranger ayant pénétré dans l'épaisseur du parenchyme pulmonaire, il y a presque toujours suppuration et que l'évolution de la maladie peut alors être soumise à toutes les alternatives des abcès du poumon. En 1880, paraît, dans le *Dictionnaire de Jaccoud*, l'article magistral de M. le professeur Lépine, où se trouve la relation d'un cas analogue à ceux de Lieutaud et Portal et, la même année, dans le même ouvrage, Merlin, au sujet des *lésions traumatiques du poumon*, insiste aussi sur la question des rapports pouvant exister entre celles-ci et l'inflammation parenchymateuse de l'organe.

En Allemagne, c'est particulièrement le rôle de la contusion pulmonaire qui parait avoir attiré l'attention, depuis l'article que Litten fit paraitre en 1882, dans le *Zeitschrift f. klin. Medicin*[1], et qu'il avait intitulé : « Des maladies des organes thoraciques produites par la contusion et spécialement de la pneumonie par contusion. » Les observations publiées dans ce travail firent aussi l'objet d'une discussion à la Société de Médecine de Berlin et suscitèrent diverses controverses, dont on peut trouver un résumé dans la thèse d'Albert Koch, soutenue à Munich en 1886. Cette thèse contient en outre une observation personnelle, ayant un caractère un peu particulier et dont nous aurons occasion de parler.

A cette même époque O. Sturges, qui, quelque temps avant, avait déjà parlé de la question dans le *Brit. med.*

---

[1] *Zeitschrift f. klin. Medicin*, t. V, p. 26, 1882.

journal de 1879, s'étend assez longuement dans un article de *the Lancet* sur les relations entre les traumatismes et la pneumonie [1]. Avant lui. la question n'avait été qu'incidemment étudiée en Angleterre. F. Roberts s'était contenté de dire que les traumatismes de la poitrine pouvaient prendre place parmi les causes de la pneumonie et Wilson Fox, que les coups sur le thorax pouvaient être accidentellement suivis de pneumonie.

Si nous revenons maintenant en France, nous trouvons près de nous divers travaux, dont nous avons pu nous inspirer utilement. Ce sont: la thèse inaugurale de Proust [2], puis, successivement, l'article de A. Petit, dans la *Gazette hebdomadaire* de 1886, qui transporte la question sur le terrain pathogénique et donne une des premières observations de pneumonie traumatique, où on eût constaté la présence du pneumocoque spécifique, la savante monographie de Barth, dans le *Dictionnaire* de Dechambre, l'article de Genin dans les *Archives de médecine et de chirurgie militaires*, de 1894 et celui de Montgour, dans les *Archives cliniques de Bordeaux*, de la même année. Dans ces derniers temps également, les journaux étrangers ont rapporté un certain nombre d'observations nouvelles, parmi lesquelles nous citerons, en Allemagne, celles de Demuth dans le Münchener *med. Wochenschrifft* de 1886, celle de Sokolowski et celle d'Heimann dans le *Berliner klin. Wochenschrifft* de 1889 et 1890, et en Angleterre, celles de Jollye, de Macdougall et de Paterson, parues successivement dans *the Lancet* en 1890, 1891 et 1894. Nous

[1] *The Lancet*, du 24 avril, 1886.

[2] Proust, thèse de Paris, 1884.

voyons ainsi que la question qui doit nous occuper ne laisse pas de susciter des recherches diverses dont nous pourrons profiter, nous l'espérons du moins, pour appuyer nos propres réflexions.

CHAPITRE II

ETIOLOGIE

Avant de montrer l'aspect clinique et anatomique de la
pneumonie traumatique, telle que nous l'entendons et que
nous l'avons définie plus haut, nous devons nous expliquer sur le rôle exact que l'on doit attribuer au traumatisme dans la genèse de la maladie et énumérer quelles sont
les sortes de traumatisme auxquelles ce rôle semble plus
particulièrement appartenir.

On ne peut pas dire, et il suffit de quelques mots à ce
sujet, que le traumatisme constitue une cause efficiente et
spécifique de la maladie. D'un côté, en effet, il ne représente une unité ni dans sa nature, ni dans son mode
d'application ; d'un autre, les lésions qu'il provoque dans
le poumon, sont, ainsi que nous le verrons, assez variées
et il n'y a pas toujours un rapport exact entre sa gravité
et l'intensité de l'inflammation consécutive ; enfin le
nombre des pneumonies traumatiques est infiniment moins
considérable que celui des traumatismes eux-mêmes
« L'observation clinique, disait Grisolle, démontre que le
poumon est un des organes de l'économie qui s'enflam-
ment le plus difficilement sous l'influence des violences
extérieures, même lorsqu'elles sont très graves. » Sans
doute, depuis que ces lignes ont été écrites, l'attention

étant éveillée sur ce point, les cliniciens ont recherché avec plus de soin comment se comportaient, au point de vue des altérations consécutives des organes sous-jacents, les lésions traumatiques de la cage thoracique et ont scruté avec plus de zèle, au point de vue des traumatismes antérieurs, les antécédents des pneumoniques soumis à leur observation. Il n'en est pas moins vrai que, si la pneumonie ne peut plus être considérée comme une complication tout à fait exceptionnelle du traumatisme, elle en constitue cependant un accident rare. Litten en effet [1] a donné les chiffres suivants : sur 320 cas de pneumonie observés par lui en six ans, 14, soit 4,4 pour 100, s'étaient développés à la suite du traumatisme et, après lui, Demuth [2], bien qu'il ait eu, dit-il, souvent l'occasion d'observer des blessures graves du thorax, ne donne même qu'une proportion inférieure, soit 1,66 pour 100.

Disons-le donc dès maintenant, quitte à nous en expliquer quand nous traiterons de la physiologie pathologique de la maladie, la cause vraie de la pneumonie est ici, comme toujours, l'action de micro-organismes pénétrant dans l'épaisseur du parenchyme pulmonaire et s'y développant. Le pneumocoque spécifique, pour rappeler un fait aujourd'hui bien connu, est un hôte fréquent de la cavité buccale et des voies respiratoires supérieures, où il se comporte comme un saprophyte vulgaire, jusqu'au moment où certaines circonstances surviennent qui, exultant sa virulence et, en même temps, diminuant la résistance de l'organisme, lui permettent d'envahir le poumon

---

[1] *Zeitschrifft f. klin. Medicin.*, 1882.
[2] *Münchener med. Wochenschrifft*, 7 août. 1888.

et de s'y multiplier activement. Tous ou à peu près tous, on peut le dire, nous sommes à chaque instant en puissance de pneumocoques. L'ennemi est là, guettant l'occasion favorable, le germe est semé, depuis longtemps peut-être; quelle sera donc l'action du traumatisme atteignant brutalement un homme qui paraît jouir d'une santé absolument intacte, mais chez qui il y a tout ce qu'il faut pour que la maladie se développe?

Cette action est analogue à celle de tant d'autres agents extérieurs, à celle, en particulier, qu'on accorde à l'heure qu'il est, au refroidissement dans le développement de la pneumonie; c'est celle d'une « cause occasionnelle » ou mieux « déterminante ». Cet individu, dont nous venons de parler, reçoit un choc violent sur la paroi thoracique ou une plaie pénétrante, plus ou moins contuse, du poumon; la scène change aussitôt; le microbe, jusqu'alors silencieux, se développe et se multiplie rapidement; il provoque une réaction plus ou moins marquée de la part de l'organisme menacé, les symptômes généraux et les désordres locaux caractéristiques apparaissent et la pneumonie est constituée, pneumonie à laquelle on ne peut refuser le titre de « pneumonie traumatique » puisque c'est vraiment à l'occasion du traumatisme et en dehors, semble-t-il, de toute autre influence qu'elle s'est développée. C'est là, du reste, une idée analogue à celle que Netter exprime dans son article du *Traité de médecine* de Charcot et Bouchard, lorsqu'il dit : « Le traumatisme ne peut-il créer dans un lobe pulmonaire des conditions identiques à celles que réalise le coup de froid[1]? » Le refroidissement ne

[1] Netter, *Tr. de méd.* de Charcot et Bouchard, t. IV, p. 870.

semble, en effet, n'agir sur le poumon que par voie indirecte, une partie de cet organe se trouvant, sous cette influence, préparée à recevoir le pneumocoque. »

Toutefois, il faut bien le dire, le traumatisme ne suffit pas, le plus souvent, à lui tout seul, à enflammer le poumon ou, du moins, à constituer une véritable maladie avec tout le cortège symptomatique dont nous allons parler. Il faut qu'il y ait des causes prédisposantes et il serait intéressant de les rechercher. Malheureusement, elles restent le plus souvent obscures ; il est, en effet, généralement difficile d'interroger longuement le malade, lorsqu'on l'examine, et de faire le détail de toutes les circonstances qui, à l'action déterminante du traumatisme, ont joint une influence, pouvant parfois se faire sentir depuis longtemps. Rappelons cependant celles de ces causes dont l'action nous paraît indéniable. En premier lieu, il y a ce qu'on a appelé « l'opportunité morbide », c'est-à-dire un ensemble assez mal déterminé de susceptibilités organiques qui fait que, tandis qu'un individu a résisté, à diverses reprises, à l'action de causes pathogènes, parfois très actives, il succombe, un jour, à un nouvel assaut, peut-être moins violent que les précédents, parce que des rapports exacts se sont établis entre la cause efficiente et la cause déterminante ou parce qu'il a été surpris au moment où les moyens de défense de son organisme se trouvaient en défaut. D'autres fois, des causes prédisposantes plus évidentes et mieux définies ont été signalées. C'est ainsi que des pneumonies antérieures peuvent avoir créé une susceptibilité spéciale à l'action du virus pneumonique, ainsi que Montgour l'a signalé chez son malade (voir notre obs. IV). On sait, du reste, que ce fait constitue, d'une façon générale, une prédisposition bien connue à l'éclosion de nouvelles pneumonies. D'autres fois ce sont des habitudes alcooliques invétérées qui rendent le blessé plus susceptible à l'action combinée du traumatisme et de l'invasion microbienne et impriment à la maladie un caractère particulier de gravité. Nous citerons comme exemple du rôle que peut jouer l'alcoolisme dans la genèse et la marche de la maladie, notre observation XIX, empruntée à Koch et notre observation XXXIII d'après Sir John Cormack. Enfin la pneumonie traumatique semble assez fréquemment se développer chez des individus surmenés, soumis à un travail pénible, à des fatigues excessives. C'est ainsi qu'on peut s'expliquer pourquoi elle semble plus particulièrement l'apanage de la classe des ouvriers, des hommes qui se livrent à des occupations fatigantes ou à un travail prolongé et qu'on a la raison de ce fait, qui peut paraître paradoxal de prime abord, à savoir que ce sont des individus vigoureux, dans toute la force de l'âge, avec les apparences extérieures d'une santé parfaite, qui sont le plus souvent victimes de la maladie.

Ceci dit, nous allons passer en revue, le plus rapidement possible, les diverses variétés de traumatisme qui peuvent déterminer l'éclosion d'une pneumonie. Cahen, dans sa thèse (Paris 1879), a groupé sous six chefs les causes auxquelles, suivant lui, on peut attribuer l'inflammation traumatique du poumon et il a étudié successivement les pneumonies par fracture de côte, les pneumonies consécutives aux plaies du poumon, les pneumonies par contusion du poumon, les pneumonies par corps étrangers, les pneumonies consécutives à la trachéotomie et les pneumonies consécutives à l'étranglement herniaire, ce qui constitue.

de primo abord, un assemblage assez disparate. Pour nous, nous passerons complètement sous silence les deux dernières variétés. Il est impossible, en effet, de considérer comme des lésions traumatiques les congestions pulmonaires qui, comme d'autres congestions viscérales, peuvent survenir à titre d'accident, soit avant, soit après une kélotomie. Outre que la maladie n'offre pas les caractères d'une véritable pneumonie, mais seulement ceux d'une simple congestion, il n'y a là aucune action mécanique exercée sur le parenchyme pulmonaire et, d'autre part, on n'admet plus même aujourd'hui que cette congestion soit d'origine réflexe. Il s'agit d'une infection colibacillaire, ainsi que cela a été démontré par Clado en 1889 [1]. « Dans l'étranglement herniaire, a dit Gilbert, au cours d'une revue générale sur la colibacillose [2], il (le colibacille) franchit l'intestin nécrosé, pénètre dans le sac, puis dans la grande cavité péritonéale, et, enfin, dans l'économie entière, occasionnant le choléra herniaire, l'hypothermie, la congestion pulmonaire, etc. (Clado). Chez les animaux, par la ligature de l'intestin, on provoque une semblable migration du colibacille, que l'on retrouve notamment dans les poumons congestionnés (Würtz). »

Quant aux accidents inflammatoires des bronches ou du poumon consécutifs à la trachéotomie, nous n'en parlerons pas non plus ; car ici le mécanisme est excessivement complexe et le traumatisme, portant, du reste, sur la trachée seule, ne joue dans leur pathogénie qu'un rôle tout à fait

---

[1] Clado, Recherches microbiennes dans l'étranglement herniaire (*Semaine médicale*, p. 392, 1889).

[2] *Semaine médicale*, p. 3, 1895.

infime. Ce n'est pas, en effet, l'ouverture de la trachée
qui doit être rendue responsable des accidents broncho-
pulmonaires. C'est, disait-on autrefois, l'action d'un air
trop froid ou trop sec; c'est surtout, comme cela est démontré aujourd'hui, la pénétration immédiate dans la
trachée d'un air plus ou moins chargé de micro-organismes, qui, dans les conditions normales, sont retenus
ou détruits dans leur passage par les fosses nasales et le
pharynx. On sait, en effet, que ces deux organes constituent de véritables systèmes de défense, grâce aux
cils vibratils de leurs épithéliums, grâce à leur sécrétion
bactéricide, grâce, enfin, à leurs nombreux appareils lym-
phoïdes, producteurs de phagocytes. Aussi, des précautions simples, consistant surtout à filtrer l'air qui passe à
travers les canules, ont-elles suffi à diminuer, dans de
grandes proportions, les accidents broncho pulmonaires
consécutifs à la trachéotomie. Il est vrai, malheureusement, que la broncho-pneumonie s'observe encore assez
souvent au cours de la laryngite diphtérique, mais elle
est due purement et simplement à la propagation de l'infection dans les bronches et la trachéotomie n'intervient
pour rien dans sa production.

Nous avons déjà dit plus haut pourquoi nous ne nous
occuperons pas des pneumonies ou broncho-pneumonies
résultant de corps étrangers ayant pénétré dans le larynx,
la trachée ou les bronches par les voies naturelles et nous
n'y reviendrons pas ici. Restent donc, comme rentrant
dans la définition que nous avons adoptée, les pneumonies
consécutives aux plaies du poumon, avec ou sans corps
étrangers, les pneumonies par fractures de côtes et les
pneumonies par chocs violents sur le thorax, mais ne pro-

voquant pas de fracture. Telles sont les variétés étiologiques dont nous avons à nous occuper, en faisant remarquer dès maintenant que les deux derniers ordres de causes peuvent provoquer ou bien des déchirures du tissu pulmonaire, ou bien de simples contusions de celui-ci, sans solutions de continuité appréciables.

Lorsque l'on a affaire à une plaie pénétrante du thorax, il se peut que le tissu du poumon ait lui-même été intéressé sur une certaine étendue par l'agent vulnérant, mais par une section nette; dans d'autres cas, au contraire, il s'est agi de la lacération de ce tissu sous l'influence de la violence extérieure et c'est alors, surtout, que l'on a des chances de retrouver dans l'épaisseur du parenchyme le corps étranger, agent de cette violence.

Le rôle des plaies du poumon par instruments piquants et tranchants dans la production de la pneumonie traumatique a été étudié par divers chirurgiens, en particulier par Nélaton, dans sa thèse d'agrégation de 1875 et par Duplay[1]. Il ne paraît pas cependant que ce soit là une cause bien fréquente de l'inflammation du parenchyme pulmonaire, ainsi, du reste, que le disait Grisolle, et ce n'est guère, d'après Proust, qu'à la suite des plaies contuses du poumon qu'on verrait vraiment se développer la pneumonie, de telle sorte qu'on peut alors rapporter, au moins en partie, à l'attrition du tissu pulmonaire la cause des lésions inflammatoires consécutives.

Nous n'avons trouvé dans les auteurs qu'un petit nombre d'observations de plaies par armes à feu, avec péné-

[1] Follin et Duplay, *Traité élémentaire de pathologie externe*, t. V, p. 518.

tration d'une balle dans l'épaisseur du poumon, analogues à celle de notre observation III. La statistique suivante, que nous empruntons à Macdongall [1], semble démontrer que ces cas sont, en effet, rares. « Dans la guerre de Sécession, on eut à soigner, dit-il, 3970 plaies des parois thoraciques, pendant le cours de la dernière année. Sur ce grand nombre de blessés, il y eut 131 morts et, parmi les causes de la mort, il n'y eut que *six cas*, où elle fut attribuée à la pneumonie. » Il semble étrange, comme le fait remarquer l'auteur, que la pneumonie ne figure pas plus souvent dans cette liste dressée en temps de guerre, si elle était véritablement une suite fréquente des blessures des parois thoraciques.

Par contre, un des faits les plus souvent signalés dans l'étiologie de la pneumonie traumatique est la fracture d'une ou de plusieurs côtes, précédant de quelques jours l'inflammation pulmonaire. C'était en particulier, le cas du malade de notre observation personnelle. Voici comment nous paraît agir le plus souvent la côte fracturée, pour produire des désordres dans les organes sous-jacents : l'extrémité d'un des fragments vient, à l'occasion d'un mouvement respiratoire ou autre, déchirer, sur une certaine étendue, la surface du poumon, ce dont témoigne, soit dit en passant, le rejet par la bouche du malade d'une certaine quantité de sang pur, peu de temps après l'accident et ce tissu pulmonaire, ainsi déchiré, constitue un terrain propice à l'invasion pneumococcique. Il n'est pas même besoin, pour que le poumon soit déchiré, d'une frac-

---

[1] Macdongall, Le traumatisme peut-il produire une pneumonie aiguë ? *(Lancet,* t. I, p. 1368, 1891).

turo de côte prémonitoire. Sir John Cormack, dans son observation qui nous parait unique dans son genre [1] (voir notre obs. XXXIII), rapporte un cas où l'agent de la déchirure pulmonaire avait été une production pathologique, à la surface de la plèvre, un enchondrome de forme irrégulière qui, sous l'influence d'un choc extérieur, était venu déchirer le poumon. Bien plus, ainsi que l'a démontré, il y a déjà longtemps, Gosselin [2], la déchirure traumatique du poumon peut parfois se produire sans qu'aucun agent extérieur, corps étranger ou fragment osseux, n'agisse à sa surface. Cela arrive si le thorax se trouve frappé par un coup violent, dans une inspiration forcée, au moment où le patient fait un effort assez considérable. Divers faits rapportés çà et là, et, en particulier, ceux de M. le professeur Le Dentu et de son élève Lapierre [3], permettent de considérer comme généralement admis à l'heure qu'il est que des accidents inflammatoires peuvent venir compliquer ces cas de déchirure pulmonaire et qu'il y a là une porte d'entrée, facilement franchie, pour l'agent pathogène qui produit les lésions spécifiques de la pneumonie.

Mais ce serait s'abuser étrangement que de croire qu'il faut toujours, pour que la pneumonie se produise, une brèche large ou au moins une effraction visible à l'œil nu des alvéoles. Bien au contraire, comme l'ont montré Litten en 1882 et depuis Proust, à Paris, dans sa thèse

[1] Sir John Cormack, Pleuropneumonie consécutive à un choc sur la paroi pectorale, au siège d'une formation pseudo-osseuse de la plèvre *(France médicale*, 1870).

[2] *Mémoire de la Société de chirurgie*, 1847.

[3] Lapierre et Le Dentu, Pneumonie traumatique sans fracture de côte *(France médicale*, p. 273, 1878).

de 1884, et Koch, à Munich, dans sa thèse de 1886, pour ne citer que les travaux les plus importants, la pneumonie est venue assez souvent compliquer des contusions pulmonaires où l'intégrité la plus absolue des parois thoraciques et l'absence de toute lésion macroscopique du poumon ont été constatées. Nous n'avons pas à insister ici sur la description de la contusion pulmonaire et nous nous contenterons de rappeler ce qu'en dit Peyrot, dans le *Traité de chirurgie* de Duplay et Reclus[1] : « On peut, avec Jobert de Lamballe, admettre dans la contusion pulmonaire, comme dans la contusion en général, trois degrés. Dans le premier, le poumon présenterait seulement un piqueté hémorragique, résultant de la rupture de quelques petits vaisseaux, mais son tissu ne serait pas réellement déchiré. Dans le second, on trouverait, au-dessous d'une plèvre saine, de petites ruptures du tissu pulmonaire, intéressant les alvéoles et les bronches de petit calibre, avec les vaisseaux correspondants..... A un troisième degré correspondraient les déchirures étendues du poumon, entamant souvent la plèvre sur une assez grande longueur, ouvrant des branches volumineuses et des vaisseaux sanguins importants. » Il ajoute immédiatement après : « Les altérations indiquées comme caractéristiques du premier et du second degré ne sont pas susceptibles d'entraîner la mort par elles-mêmes. Si le blessé succombe, c'est ordinairement le fait d'une lésion inflammatoire qui met à évoluer un temps plus ou moins long. » Nous donnons, dans nos observations, la relation d'un certain nombre de cas, où l'on ne peut vraiment attribuer

[1] *Traité de chirurgie*, t. VI, p. 11.

l'éclosion de la pneumonie qu'à la contusion du poumon,
bien que celle-ci ait pu paraître, de prime abord, de minime importance.

La contusion pulmonaire est le plus souvent, pour ne
pas dire toujours, le résultat de violences portées sur
un point quelconque de la cage thoracique. Il est évident
que ce doit être la portion du poumon sous-jacente à ce
point qui est le mieux disposée à s'enflammer et, en fait,
c'est elle qui, de beaucoup le plus souvent, est le siège de
l'hépatisation. Il n'en est pas, portant, toujours ainsi.
Courtois et Cahen, après lui, ont rapporté un cas où, bien
que la contusion se fût produite en avant, la pneumonie
avait débuté à la partie postérieure du poumon (voir notre
obs. XXVII) et Macdongall cite une observation où ce
fut le poumon du côté opposé à celui soumis à la violence
extérieure qui fut le siège de la pneumonie (voir notre
obs. X). On a même pu voir un choc sur une partie du
corps éloignée du thorax provoquer des lésions de contusion et d'inflammation du parenchyme pulmonaire. C'est
l'histoire de ces contusions du poumon par suite de chutes
sur les pieds ou sur les genoux, dont Lieutaud et Portal
avaient parlé et que Grisolle a rappelées dans son livre, tout
en affirmant n'en avoir pas vu d'exemple. Mais, depuis
Grisolle, un certain nombre de faits indéniables ont pu
être recueillis et consignés dans la littérature médicale.
Nous nous contenterons de rappeler celui que M. le professeur Lépine a cité dans le *Dictionnaire de Jaccoud*,
d'après le journal anglais *The Lancet* du 27 avril 1878[1].

[1] *Dictionnaire de médecine et de chirurgie pratiques*,
t. XXVIII, p. 399.

Il s'agissait, dans ce cas, « d'un voyageur qui, au moment d'un tamponnement, n'éprouva aucune contusion thoracique, ni d'un côté, ni de l'autre ; mais ressentit un ébranlement général, puis se sentit faible et se plaignit de douleurs dans le côté droit et dans le dos. Le médecin, le même jour, trouva la respiration accélérée et, le jour suivant, il se manifesta des signes de pneumonie du côté droit. La mort arriva sept jours plus tard. L'autopsie fut faite, conjointement avec le D' Clifford Abbut, qui, ainsi que le médecin traitant, considéra la maladie comme consécutive au shock. » Comment expliquer la production de la pneumonie dans ces cas? L'explication la plus simple et qui paraît la plus probable est celle qui admet que le poumon est alors le siège d'une contusion non plus directe, mais par « contre-coup ». Repoussé par l'aplatissement des parois osseuses de la cage thoracique, qui, au point où porte le traumatisme, s'enfoncent d'une façon plus ou moins marquée, le poumon vient heurter violemment sur sa face opposée soit la colonne vértébrale, soit un autre plan résistant, et c'est là qu'il se trouve contus.

C'est aussi par ce déplacement total et brusque des organes intrathoraciques que l'on peut expliquer, à notre avis, du moins, les cas attribués jadis par Jobert de Lamballe, à l'action du « vent du boulet » et également les cas analogues à celui de Macdongall auquel nous avons fait allusion plus haut où la pneumonie se déclara immédiatement dans le poumon du côté non atteint par le traumatisme, sans qu'il soit besoin d'invoquer, comme celui-ci le fait, un travail exagéré et supplémentaire du poumon du côté sain et une hyperhémie qui suffirait à permettre le développement du pneumocoque. «L'inflammation du poumon du côté sain, dit Macdongall *(loc. cit.)*, fut probablement la conséquence des conditions où il se trouva... devenant, en raison de l'excès de travail, plus congestionné que d'ordinaire... Le côté gauche fut fortement contusionné, les mouvements respiratoires furent pendant un temps imparfaits. La faiblesse du murmure vésiculaire et la dyspnée étaient la preuve de l'imperfection de la respiration et du retard de la circulation du côté lésé, et comme nécessairement la même quantité de sang passait à travers le cœur droit..., il ne pouvait manquer d'arriver que le poumon sain fût appelé à un travail extraordinaire et que, pour y aboutir, ses vaisseaux sanguins n'arrivassent à être surchargés. Cet état d'hyperhémie est tout spécialement favorable au développement des organismes auxquels la pneumonie lobaire doit son origine ordinaire. » Mais quel était, au juste, au point de vue de la contusion par contre-coup, l'état de ce poumon prétendu sain? C'est ce que nous ne savons pas et, par conséquent, ces conclusions peuvent bien paraître un peu hypothétiques.

Nous croyons donc pouvoir affirmer que, pour qu'il y ait « pneumonie traumatique » dans le sens que nous attribuons à ce mot, il faut qu'une lésion anatomique, visible macroscopiquement ou microscopiquement, ait ouvert la voie au pneumocoque. C'est pourquoi nous passerons sous silence toutes les contestations cliniques et toutes les expériences de physiologie pathologique qui ont trait au rôle que les sections ou les déchirures du tronc ou des branches du pneumogastrique peuvent avoir sur l'éclosion d'une pneumonie. Dans ces cas, en effet, le traumatisme, expérimental ou autre, n'a qu'un rôle tout à fait secondaire et l'inflammation bâtarde ainsi produite n'a qu'une ressemblance trop éloignée avec la pneumonie lobaire pour que nous les fassions rentrer dans le cadre de la maladie que nous avons ici en vue.

Enfin, un mot suffira, en terminant ce trop long exposé des conditions étiologiques de la « pneumonie par contusion » pour rappeler les circonstances qui favorisent son apparition. Comme l'a montré Proust, ce sont les contusions étendues, plutôt que profondes, qui semblent la provoquer. « Une légère contusion, dit-il, ne donnera lieu qu'à un petit point limité de bronchopneumonie, tandis qu'une contusion plus forte peut déterminer depuis la pleuropneumonie ordinaire, jusqu'à la désorganisation totale du poumon ». Ce sont, d'autre part, les traumatismes qui surprennent le patient en inspiration forcée qui auront évidemment le plus de chance de contusionner une surface plus étendue du poumon, car cet organe, alors plus volumineux, se trouve en contact plus intime avec la paroi thoracique, d'où points plus nombreux pouvant subir l'action de la violence extérieure. Aussi croyons-nous que ce qui a été dit au sujet du rôle de l'effort dans la production des déchirures pulmonaires et que nous avons rapporté plus haut peut aussi bien s'appliquer aux cas où il y a simple contusion de l'organe.

Nous terminons ici le compte rendu des variétés étiologiques que nous avons pu retrouver dans les diverses observations publiées dans ce travail. Il nous est impossible d'en tirer des conclusions précises relatives au mécanisme de la pneumonie dite « traumatique », mais nous allons poursuivre notre étude et chercher ailleurs des caractères propres à cette affection. Nous verrons tout d'abord qu'au point de vue symptomatique elle parait présenter une physionomie, non pas, certe', nettement tranchée. mais cependant un peu particulière.

CHAPITRE III

SYMPTOMATOLOGIE

Il est le plus souvent difficile de préciser le moment
exact où débute l'inflammation du parenchyme pulmonaire, lorsque celle-ci succède à un traumatisme d'une
certaine intensité. Le malade, en effet, ne présente tout
d'abord que les signes d'une lésion purement externe et ce
n'est souvent que plusieurs jours après que la persistance
de la douleur localisée et de la dyspnée, l'apparition de la
fièvre font supposer l'existence d'une complication inflammatoire du côté du poumon. C'est là le fait, par exemple,
du malade de Koch (voir notre obs. XIX) qui, à l'hôpital
de Munich, avait été d'abord placé dans un service de chirurgie, pour une affection qui paraissait, de prime abord,
en ressortir. D'autres fois, cependant, la pneumonie semblerait débuter d'emblée et, presque immédiatement après
avoir été frappé par l'agent traumatique, le patient ressen-
tirait certains symptômes prodromiques qui feraient songer à l'inflammation des organes intrathoraciques. Ce
serait particulièrement une douleur vive au côté et une
gêne respiratoire marquée. Mais, on le conçoit, même
alors, il peut être difficile d'affirmer qu'on a bien affaire
au point de côté initial et à la dyspnée prémonitoire de la
pneumonie. N'est-ce pas là, au contraire, simplement

l'exagération des phénomènes que peut provoquer toute
contusion un peu intense de la cage thoracique, phénomènes qui n'auront qu'une durée limitée et n'entraineront
aucune conséquence grave ? La douleur localisée, le point
de côté, ne saurait donc avoir ici l'importance qu'elle a, à
juste titre, dans la pneumonie dite spontanée, comme signe
de début de la maladie. C'est la persistance anormale des
symptômes de contusion pulmonaire et l'aggravation de
l'état général qui mettent alors le clinicien en éveil pour
surveiller l'apparition des accidents inflammatoires. Le
malade de notre observation personnelle ne s'est senti
assez souffrant pour entrer à l'hôpital que huit jours après
son accident, bien que, dès le lendemain, la contusion du
poumon se fût manifestée par une expectoration colorée.
Chez le malade de Genin (voir notre obs. V), s'il y eut,
dès le jour même, une douleur vive au siège de la contusion des parties externes, ce ne fut que le soir du troisième
jour que les caractères de la pneumonie devinrent indéniables. Sokolowski a vu, lui, un homme chez qui les phénomènes de commotion et d'irritation cérébrales ont d'abord
dominé la scène, puis c'est nettement le troisième jour après
l'accident que la température remonta et que les symptômes thoraciques se manifestèrent (voir notre obs. XVI).
Enfin Cahen a vu un homme qui, entré à l'hôpital le
3 mai 1879, ne commença à cracher que le 8 au soir et ce
fut seulement alors qu'on put entendre quelque chose à
l'auscultation (voir notre obs. XXV)[1].

---

[1] Le cas rapporté par Hayem (voir obs. XXXV), où le malade
n'entra à l'hôpital qu'un mois après le traumatisme, ne doit pas
entrer ici en ligne de compte, car les accidents inflammatoires

En tous cas, les premières manifestations de la maladie paraissent être moins solennelles qu'en cas ordinaires. C'est ainsi que le frisson paraît avoir été rarement signalé et, dans notre observation personnelle, son absence a été particulièrement notée. Il n'y a pourtant là rien d'absolu, car, dans les observations que nous avons recueillies, nous voyons, au contraire, Petit, Litten, Koch, Paterson parler d'un frisson violent, unique, analogue à celui de la pneumonie ordinaire.

Pour ce qui est de la marche de la température, elle ne diffère pas essentiellement de celle qui se voit dans les cas dits spontanés. Son élévation serait cependant, semble-t-il, un peu moins rapide et elle n'atteindrait que rarement le point qu'elle atteint facilement chez des pneumoniques ordinaires, sans que l'état de ceux-ci soit plus grave. Chez le malade de notre observation personnelle, la température notée à son entrée à l'hôpital était de 39°8. Or le traumatique initial datait déjà de huit jours et l'on est en droit de se demander si, dans une pneumonie ordinaire présentant des signes physiques aussi marqués que ceux qu'on pouvait déjà percevoir, la température n'aurait pas atteint dès lors un chiffre encore plus élevé. Dans les observations rapportées par Proust, on ne trouve pas de température dépassant 39°6. Cahen n'a noté qu'une seule fois 40 degrés. Il est vrai que Heimann et Sokolowski ont noté aussi ce chiffre de 40 degrés ; mais cette élévation n'a eu que peu de durée. Koch a vu, par contre, une tem-

furent précédés et accompagnés de phénomènes gangreneux du côté de la plèvre, qui mettent ce fait, tout intéressant qu'il soit, un peu en dehors du cadre que nous nous sommes tracé.

pérature au-dessous de la normale (36°5); il faut dire toutefois qu'il n'a observé que les phases ultimes de la maladie, chez un alcoolique avéré. D'après certains auteurs, Genin et Heimann en particulier, la marche de cette température ne serait pas non plus absolument la même que celle observée, d'ordinaire, dans la pneumonie et, dans les cas qui se terminent par la guérison, la défervescence n'aurait pas une allure critique aussi marquée et se ferait plutôt par lysis que par chute brusque. Il n'y a rien cependant là de trop absolu et on a pu voir parfois, comme par exemple dans le cas de Litten, reproduit dans notre observation XXII, la chute de la température se produire très rapidement. Un autre caractère de cette température paraît, mais rarement, pouvoir se manifester. Litten, en effet, dans le second cas qu'il cite, cas qui, du reste, s'est terminé par la mort (voir notre obs. XXVI) aurait vu des différences marquées, de plus d'un degré, entre les températures du matin et celles du soir, la fièvre ayant ainsi une sorte de type rémittent, qui s'écartait assez du type ordinaire de la pneumonie pour avoir frappé l'observateur. C'est là le seul cas de ce genre que nous avons pu retrouver et nous ne le signalons qu'à titre d'indication, car nous ne pensons pas que l'on puisse voir là une caractéristique de la maladie.

Quoi qu'il en soit, si la température reste relativement basse et n'a pas des allures qui paraissent inquiétantes, par contre l'abattement, la perte des forces sont d'ordinaire très prononcés et précoces. La plupart des observations que nous avons pu lire parlent de facies terreux et grippé, de soif vive, de langue sèche et grillée, etc. Dans certains cas, ces symptômes généraux du début sont encore plus intenses ; les malades pouvant être plongés dans un état de shock très prononcé (comme, par exemple, l'homme dont l'histoire, d'après Macdongall, est rapportée dans notre observation XIII) ou bien, au contraire, mais, semble-t-il, plus rarement, il y aurait alors des phénomènes d'excitation, de l'agitation et du délire, comme Paterson l'a signalé (voir notre obs. VI). Puis les malades tombent dans un marasme général pouvant aboutir, comme Sturges l'a vu, à une prostration des plus profondes, ou même à un véritable collapsus, comme l'indique Macdongall (voir notre obs. XII). Cet état général, d'apparence si grave, n'est du reste en rapport, ainsi que Proust l'avait déjà remarqué, ni avec l'élévation de la température, ni avec l'état local du poumon.

La toux survient généralement du troisième au quatrième jour de la maladie ; elle exaspère la douleurt horacique, mais n'a, en somme, rien de particulier. C'est une toux, d'abord sèche, puis plus grasse, revenant par quintes et provoquant l'expectoration. Les caractères de celle-ci méritent de nous arrêter un instant. La plupart des observateurs ont relaté que le malade, immédiatement après son accident, a rejeté par la bouche une certaine quantité de sang liquide, pur ou presque pur, parfois même mêlé de caillots. Mais cette hémoptysie doit être mise sur le compte plutôt de la contusion du parenchyme pulmonaire que de son inflammation. Lorsque la pneumonie s'est vraiment déclarée, des crachats surviennent alors qui se rapprochent, à certains points de vue, de ceux de la pneumonie ordinaire ; ils sont épais, visqueux, adhérents au vase qui les contient. Les premiers jours, ils peuvent renfermer encore quelques caillots sanguins, sous forme de filaments rougeâtres ; mais ils ne tardent pas à devenir d'une couleur uniforme, plus uniforme même et plus foncée que cela se voit d'habitude. Ce sont alors des crachats rouge brun, jus de pruneau, confiture d'abricots ou bien un peu plus clairs, jaune d'or, suivant l'expression même du malade de notre observation I. Ces crachats sont tantôt rejetés seuls, tantôt mêlés à d'autres non colorés, muco-purulents.

Ces caractères peuvent persister pendant plusieurs jours et, si l'évolution de la maladie est favorable, l'expectoration diminue ensuite rapidement de coloration et de viscosité. Si, au contraire, il y a marche vers une issue fatale, elle conserve ses caractères jusqu'à la fin. Parfois, ainsi qu'on a pu le voir chez le malade de notre observation I, elle prend une apparence spéciale, qui peut faire croire à une complication gangreneuse. Les crachats deviennent alors plus clairs, perdent en grande partie leur viscosité et prennent une odeur plus ou moins fétide.

Il ne s'agit pourtant pas là de gangrène, car on ne retrouve pas d'autres signes de celle-ci et ces caractères n'ont qu'une durée restreinte. Dans les derniers jours de sa vie, notre malade avait repris, en effet, une expectoration plus franchement pneumonique et, soit dit ici en passant, l'autopsie ne révéla aucune trace d'un processus gangreneux quelconque. On ne saurait donc assimiler ce fait à ceux cités soit par Courtois, soit par Fourrière, où les caractères de l'expectoration correspondaient à des altérations nettement gangréneuses, qu'on admette ou non qu'il y ait eu antérieurement une véritable pneumonie, pas plus qu'à celui d'Hayem et Graux, où à la pneumonie s'était joint

un sphacèle étendu de la plèvre. Ce serait plutôt l'analogue
du cas de Barth, auquel Grisolle fait allusion à la page 431
de son *Traité de la pneumonie*. Il s'agissait, dit-il, d'un
malade dont « l'haleine devint fétide dès le début et persista
telle pendant environ sept jours », sans que rien ne vînt
confirmer les soupçons de gangrène qu'on pouvait avoir
eu tout d'abord. Sans vouloir discuter à fond la question,
il nous paraît que, dans ces cas ou dans les cas analogues,
on doit avoir simplement affaire à des phénomènes de
putréfaction secondaires dus à l'altération des mucosités
et des autres produits de l'expectoration, accumulés dans
l'arrière-gorge.

Nous passons maintenant à l'examen des signes physiques, que nous allons faire aussi rapidement que possible.
Disons, du reste, immédiatement que sur le malade cet
examen peut être assez difficile, par suite de la gravité
de l'état général ou de la coexistence de lésions chirurgicales empêchant d'imposer au patient les déplacements
nécessaires. C'est ce qui explique comment le début de la
maladie a pu souvent être méconnu et rend compte
de la nécessité qu'il y a pour le médecin de faire un
examen méthodique et répété des organes intra-thoraciques, toutes les fois qu'il se trouve en présence d'un malade
qui offre des conditions propices pour le développement de
la pneumonie traumatique.

A la percussion, on trouve une zone de matité, d'abord
limitée, mais augmentant rapidement d'intensité et d'étendue. Cette matité peut devenir absolue, ainsi qu'Heimann,
par exemple, l'a rapporté (voir notre obs. XV), mais il semble
cependant que cela doit être rare. Le plus souvent, en effet,
la matité n'acquiert pas le même degré que celui qu'on

observe fréquemment dans les formes ordinaires. Ceci peut être dû, dans les cas bénins, à la moindre étendue de la partie hépatisée et, dans les autres, à ce que nous pensons du moins, à l'état anatomique un peu spécial où se trouve le poumon et sur lequel nous allons insister dans un instant. Parfois, ainsi que cela est noté dans notre observation I, de même que dans les trois cas de Litton, la matité peut se trouver marquée dans une certaine étendue par une sonorité *tympanique*. Nous ne voulons pas, à ce sujet, discuter la question de la signification que l'on peut donner au tympanisme, lorsqu'on l'observe dans la pneumonie lombaire; nous rappellerons seulement que Woillez a dit avoir eu fréquemment occasion de le constater dans la congestion pulmonaire et suivant les termes de Barié, dans son article du *Dictionnaire de Déchambre*: « Ce tympanisme, qu'il attribue à la diminution de la béance des conduits aériens par l'engorgement sanguin, serait le signe de congestion moindre que lorsqu'il y a matité et submatité; c'est pourquoi on le verrait succéder souvent à celles-ci pendant la résolution des phénomènes congestifs[1]. » A la période d'hépatisation elle-même, on rencontrerait, d'après M. le professeur Lépine, « dans un assez grand nombre de pneumonies, une exagération de l'intensité de la sonorité, qui a beaucoup frappé les premiers cliniciens qui le constatèrent, Hudson, Graves, Williams, etc., et les induisit en erreur. On sait aujourd'hui qu'elle ne doit pas être attribuée à un pneumothorax, mais à la

---

[1] Barié, article Congestion pulmonaire, in *Dict. de Dechambre*, t. XXVII, 2° série, p. 165.

congestion pulmonaire concomitante[1] ». D'après Jaccoud, ce fait serait dû à l'incomplète distension du tissu envahi par l'exsudat, parce que la diminution de la tension diminue le nombre des vibrations dans l'unité de temps. Plus récemment Berheim (spécialement dans la thèse de son élève Giroux), a donné une explication de ce phénomène, basée sur les conditions physiques de la transmission du son. Pour lui, si le poumon sain ne donne pas à la percussion de son tympanique, c'est qu'il est *tendu* et qu'il ne représente pas alors une vessie pleine d'air, où toutes les vibrations sont égales et régulières ; c'est un tissu spongieux où les colonnes d'air multiples ont leurs vibrations interceptées par le réseau alvéolaire. Dans certains états pathologiques, et particulièrement au début de la pneumonie, les alvéoles voisins du point malade sont relâchés et les alvéoles engoués eux-mêmes ont subi des altérations de structure (œdème, congestion), qui ont diminué les vibrations de leurs parois ; c'est pourquoi le son peut prendre alors un timbre plus ou moins légèrement tympanique.

Dernièrement enfin, Simon, de Nancy, étudiant spécialement le tympanisme entendu au niveau de l'hépatisation dans certains cas de pneumonie du sommet [2], émet l'hypothèse que le son tympanique peut tantôt prendre son origine, soit dans les lobes inférieurs, soit dans cer-

---

[1] Lépine, article PNEUMONIE LOBAIRE AIGUE, in *Dict. de Jaccoud*, t. XXVIII, p. 413.

[2] Simon, Pathogénie du son tympanique au niveau de l'hépatisation, dans la pneumonie du sommet (*Revue de médecine*, juillet 1804).

taines portions intactes du lobe supérieur, ayant subi par le fait de l'augmentation de volume des parties hépatisées un relâchement relatif, tantôt résulter de la résonance des colonnes d'air des grosses bronches et de la trachée, ce que Williams a appelé le « ton trachéal », qui normalement ne s'observe plus au niveau de la bifurcation des bronches, mais qui s'étend lorsque le parenchyme pulmonaire est hépatisé et, par suite, vide d'air. On peut trouver un résumé de ces théories dans la thèse récente de Guichard [1] et les faits de Litten, pour revenir à la pneumonie traumatique, où la matité a remplacé au bout d'un certain temps, le tympanisme, peuvent être justiciables de ces explications. D'autres fois, cependant, le tympanisme peut avoir, en partie au moins, une autre cause et, pour ce qui est du malade de notre observation personnelle, il semble qu'on avait affaire aussi à un certain degré d'emphysème sur la cause et la signification duquel nous allons revenir dans un instant.

Nous passons maintenant à l'étude des signes perçus par l'auscultation en cas de pneumonie traumatique. Le plus souvent, on ne peut reconnaître au début qu'une grande obscurité de la respiration, et cela d'autant plus que le malade, à cause de la douleur provoquée ou exaspérée par les mouvements respiratoires, au niveau de la contusion ou de la côte fracturée, immobilise le plus possible sa cage thoracique. Cependant, pour peu qu'on répète avec suffisamment d'attention l'examen, on ne tardera pas trop à percevoir certains bruits anormaux.

[1] Guichard, *Du tympanisme dans les principales maladies du poumon* (thèse de Montpellier, 1898).

On entend alors des râles qui éclatent sous l'oreille, mais il est rare que ce soient des râles crépitants aussi secs, aussi purs, aussi égaux entre eux que ceux qui sont caractéristiques de la pneumonie lobaire ordinaire. Grisolle disait déjà que souvent « la crépitation peut être voilée et même complètement masquée par des râles muqueux, et parfois même par un véritable gargouillement ». Dans la plupart des observations que nous citons à la fin de notre travail, on peut voir noté ce fait que le timbre des râles n'a pas été uniforme, que des râles muqueux plus ou moins humides sont venus se joindre en certains points, aux râles crépitants, ou même que ceux-ci ont été remplacés, à un moment donné, par des râles sous-crépitants. Ceci tient, ainsi que nous aurons occasion de le voir au chapitre de l'anatomie pathologique, à ce qu'il est bien rare qu'on se trouve alors en présence d'un îlot bien exactement limité de pneumonie lobaire, sans que d'autres éléments ne viennent participer à l'inflammation. La plèvre, bien que n'étant pas le siège primitif de l'irritation, peut réagir, d'où certains signes de pleurésie. Cette pleurésie peut n'être qu'une pleurésie sèche, comme celle qu'on rencontre assez souvent associée aux processus pneumoniques vulgaires et se manifeste alors par des frottements qui se confondent plus ou moins avec les râles de la pneumonie. On peut simplement noter alors, comme l'a fait Heimann (voir notre obs. XV), une persistance anormale de ces frottements, qui durent tout le temps de la maladie et au delà. D'autres fois, au contraire, il se produit un épanchement plus ou moins abondant qui vient masquer en partie les signes de la pneumonie, en y ajoutant ceux propres à la présence d'une collection liquide dans la cavité pleurale et sur lesquels nous n'avons pas à insister. C'est ainsi que dans un certain nombre d'observations dont nos observations XXXI et XXXII, empruntées à Proust, peuvent servir d'exemples, la maladie doit s'appeler une pleuro-pneumonie plutôt qu'une pneumonie.

D'autres fois, ce sont les ramuscules bronchiques qui sont le siège d'un certain degré d'irritation exsudative. Quoi d'étonnant alors si des ronchus sonores, des sibilances, des râles muqueux ou sous-crépitants, plus ou moins gros ou plus ou moins fins, plus ou moins secs ou plus ou moins humides, viennent, par bouffées, comme dans notre observation XV, se mêler aux crépitations de la pneumonie. Parfois enfin, tous ces bruits viennent se mêler et donner à l'oreille l'impression d'un véritable gargouillement, comme nous l'avons vu signalé dans une observation de Cahen (XXVe de notre thèse) et dans celle de Gosselin (XXIVe de notre thèse). Il y avait même, dans ce dernier cas, un éclat spécial des râles et un tintement métallique qui pouvaient faire songer, de prime abord, à l'existence de quelque caverne, mais qui tenaient très probablement à un pneumothorax limité et temporaire.

En somme, on le voit, rien n'est variable comme les bruits anormaux que l'on peut entendre lorsqu'on ausculte un malade atteint de pneumonie traumatique, et Proust a eu, en somme, raison de dire que ce qui caractérisait le mieux cette affection, c'était « le mélange des râles, sans qu'aucun d'eux ne présentât de caractère particulier ».

Nous n'insisterons pas longtemps sur les autres phénomènes que peut présenter l'appareil respiratoire. La fréquence des mouvements du thorax est variable et la dyspnée plus ou moins pénible. La respiration, obscure au début, peut devenir soufflante, mais le timbre de ce souffle est loin d'être uniforme, suivant les cas. Parfois, comme cela est noté dans nos observations XXII, XXIII et XXIV, il s'agit d'un souffle tubaire bien net; d'autres fois, au contraire, le souffle prend des caractères un peu spéciaux. C'est ainsi que, chez le malade de notre observation I, son intensité était telle qu'il avait les apparences d'un souffle cavitaire et, dans l'observation d'Hayem et Graux, il est dit que le souffle prit un timbre amphorique. Par contre, on a pu constater dans certains cas que le souffle ne s'entendait qu'en un point fort limité du poumon et pendant un temps restreint, un ou deux jours seulement, comme pour le malade de notre observation XXXI, d'après Proust.

En tout cas, la succession régulière des râles crépitants, du souffle tubaire et des râles crépitants de retour, caractéristique si particulière de la pneumonie franche ordinaire, semble ne s'observer que fort exceptionnellement dans la pneumonie traumatique, ainsi que Proust l'avait déjà remarqué. Chez un de ses malades, Cahen (voir notre obs. XXV) n'aurait entendu aucun râle fin manifeste avant que la respiration eût pris le timbre tubaire caractéristique. Ceci peut tenir à l'intensité de la congestion, car on sait que dans la forme qu'il a désignée sous le nom de « pneumonie congestive », M. le professeur Potain dit que le souffle existe d'emblée[1]. Il se peut aussi

----

[1] Voir Barié, CONGESTION PULMONAIRE, in *Dict. de Dechambre*, t. XXVII, 2ᵉ série, p. 174.

qu'une auscultation plus attentive ait permis de retrouver quelques râles, mais, en tout cas, ils devaient être bien fugaces et bien peu manifestes et ceci nous suffit pour pouvoir affirmer que la marche des symptômes cliniques n'a pas, dans la pneumonie traumatique, absolument la même allure que dans la pneumonie ordinaire. Ceci, dans les cas bénins, peut tenir à ce que la durée de la maladie se trouve écourtée ; mais peut tenir aussi, ainsi que nous le verrons dans la suite, à ce que plusieurs portions du poumon se prennent successivement et que, par conséquent, il ne saurait y avoir alors ce qu'on est convenu d'appeler la marche cyclique de la pneumonie, puisque des signes de début peuvent alors se trouver conjointement aux signes de la période d'état, perceptibles en d'autres points.

Nous n'avons qu'un mot à dire au sujet de l'auscultation de la voix. L'exagération des vibrations thoraciques, perceptible à la main, peut correspondre à de la bronchophonie bien nette, ainsi que cela a été noté dans plusieurs observations. D'autres fois, lorsque la pleurésie concomitante avait pris une part importante au processus morbide, on a même pu entendre de la pectoriloquie aphone. Mais ces différents phénomènes n'ont, le plus souvent, qu'une durée transitoire, car les conditions anatomiques du poumom, que nous allons étudier dans un instant, ne sont pas généralement, à notre avis du moins, celles qui sont le plus propices à la facile transmission des sons.

. Tels sont brièvement indiquées, dans leur ensemble synthétique, les particularités les plus frappantes qu'un examen méthodique des organes intra-thoraciques permet de reconnaître dans un cas de pneumonie traumatique de moyenne intensité. Dans les cas plus bénins, on le conçoit, le tableau est plus ou moins effacé ; dans les cas graves, au contraire, un ou plusieurs de ces symptômes prennent une importance prédominante, tandis que peuvent s'ajouter ceux des complications que nous énumérons plus loin. Mais, avant de terminer ce chapitre, nous tenons à faire remarquer que, si dans la maladie qui nous occupe, plus encore que dans la pneumonie ordinaire, la période de début semble correspondre à un état morbide purement local, on n'en observe pas moins un retentissement, plus ou moins marqué suivant la durée de l'affection sur les autres systèmes. Du côté de l'appareil digestif, il peut y avoir, comme Petit l'a signalé, des vomissements et de la diarrhée (voir notre obs. XX). Le foie peut aussi être touché et Koch n'a pas hésité à qualifier de « pneumonie bilieuse » le cas qu'il a observé ; nous n'avons pas cependant trouvé d'exemple de pneumonie traumatique où l'ictère ait constitué une véritable complication. Enfin, il ne faut pas oublier de dire que Petit (*loc. cit.*) a noté la présence d'une certaine quantité d'albumine dans les urines de son malade et que, chez celui de notre observation I, on a trouvé aussi des urines rares, de couleur rouge foncé et contenant manifestement de l'albumine.

Aux particularités symptomatiques que nous venons de rapporter, nous croyons que l'on peut ajouter un fait négatif. Il est de notion vulgaire que l'herpès est un symptôme accompagnant fréquemment la pneumonie lobaire. D'après Netter[1], il s'y rencontre dans un tiers, au moins, des cas et occupe ordinairement la lèvre supérieure et le

---

[1] Netter, *Traité de médecine (loc. cit.).*

pourtour des narines du côté correspondant à la pneumonie. Il a donc une valeur diagnostique incontestable et, suivant les paroles mêmes de l'auteur que nous venons de citer, « si l'on a pu dire que l'herpès labial est une altération banale, pouvant compliquer les affections les plus diverses, force est de reconnaître qu'il n'en est aucune où il soit aussi fréquent que dans la pneumonie, sauf, peut-être, l'accès de fièvre intermittente ».

Il s'agit donc là, comme on le voit, d'un phénomène important au cours de la pneumonie. Or, en regard de cette fréquence de l'herpès dans la pneumonie ordinaire, il est intéressant de noter sa rareté, sinon son absence à peu près constante, dans la pneumonie traumatique, fait qui avait déjà frappé Macdougall *(loc. cit.)* Nous ne voyons guère, en effet, que Litten qui en ait fait mention. Dans deux sur trois des cas rapportés par lui, il dit avoir vu de l'herpès; mais, dans les deux cas, l'éruption paraît n'avoir été que de peu d'importance. Plus près de nous, il est vrai, nous le trouvons signalé dans une observation de Paterson, mais il s'agissait là d'un cas complexe. Le malade était un vieillard hémiplégique, soumis, en même temps qu'à un traumatisme léger, à un refroidissement. La pneumonie, qui eut toutes les allures d'une pneumonie lobaire franche, se développa non pas dans le côté traumatisé, mais dans le côté opposé et l'auteur reconnaît lui-même que le froid a dû avoir une part importante, sinon principale, dans la production de la maladie (voir notre obs. VIII). Dans le cas que nous venons de signaler, on avait affaire à un herpès de la lèvre supérieure. Dans un autre cas du même auteur (voir notre obs. VI), il est question d'une forte attaque d'aphtes, ce qui est un phénomène tout à fait étranger à la symptomatologie de la pneumonie en général. Donc, sur un nombre assez considérable de pneumonies traumatiques, dont nous avons pu avoir connaissance, nous ne trouvons que trois cas d'herpès labial, dont un, au moins, et est-il fort discutable. Nous nous croyons, par conséquent, autorisé à conclure qu'il y a là une différence tranchée entre la pneumonie ordinaire et les lésions inflammatoires du poumon, imputables à des actions traumatiques.

CHAPITRE IV

MARCHE, TERMINAISON, PRONOSTIC

Nous nous sommes efforcé, dans les pages qui précèdent, de montrer les particularités de l'aspect clinique de la pneumonie traumatique ; nous voulons maintenant en suivre l'évolution et voir comment peut se comporter la maladie au point de vue de ses issues possibles. Au début de ce travail, nous avons déjà eu l'occasion de dire que les premiers observateurs, qui avaient étudié l'inflammation du poumon d'origine traumatique, avaient été frappés par ce fait que l'évolution de la maladie était rapide et sa terminaison, d'une manière presque absolue, favorable. Nous ne croyons pas que l'on puisse révoquer en doute ce qui a été dit par des cliniciens éminents, comme Grisolle, Legouest et d'autres ; mais, de nos jours, alors que se sont un peu multipliés les cas de pneumonie traumatique décrits dans la littérature médicale, on s'est parfois trouvé, comme dans notre cas personnel, en présence de circonstances commandant une issue fatale et on a dû se demander pourquoi, dans tel ou tel cas, la bénignité ordinaire de la maladie faisait place à un état grave, parfois rapidement mortel. Il nous semble donc nécessaire de dire, au moins en quelques mots, comment peut se comporter dans son évolution la pneumonie traumatique, telle que nous l'avons définie.

La maladie, d'après Grisolle, est généralement circonscrite autour de la lésion qui l'a fait naître et elle n'a pas la tendance extensive de l'inflammation spontanée. Sa marche est aussi plus simple, et sa terminaison le plus souvent heureuse. Grisolle s'exprime ainsi: « Chez les malades dont la pneumonie a succédé à une contusion du thorax..., la maladie a suivi une marche régulière; elle est restée limitée au petit espace qu'elle avait d'abord occupé; elle s'est heureusement terminée dans tous les cas et sa durée a été sensiblement plus courte que celle des pneumonies spontanées ou qui succèdent à un refroidissement[1]. » Ces paroles s'appliquent évidemment à un certain nombre de cas qui, survenant chez des individus antérieurement bien portants, se terminent rapidement, sans que la période d'hépatisation rouge, d'une durée normale, ait été dépassée. Dans ces conditions, la maladie peut même évoluer très rapidement, comme cela s'est vu pour un malade de Proust (voir notre obs. XVI) où sa durée n'a pas dépassé quatre jours; mais ce n'est pas la règle et la durée normale de la maladie paraît être d'une dizaine à une quinzaine de jours. Cela a été le cas du malade observé par M. le Dr Gangolphe, dont nous rapportons l'histoire abrégée dans notre observation II et cela a été aussi le cas qui, dans bien des circonstances, a servi de base à l'étude de la pneumonie traumatique; tels les faits de Gosselin, de Dentu, de Cahen et de Proust, que nous reproduisons dans nos observations XXIII, XXIV, XXV et XX.

[1] Grisolle, *Traité de la pneumonie*, p. 431, 1864.

D'autres fois, cependant, la pneumonie, bien qu'aboutissant toujours à la guérison, suit une marche plus traînante. La résolution se fait moins franchement, les signes constatés à l'auscultation semblent vouloir persister, la chute de la fièvre, ainsi que nous l'avons dit plus haut, se fait par un lysis plus ou moins prolongé (voir nos obs. V et XV). Il se peut aussi que l'inflammation gagne successivement diverses portions du poumon et que l'on puisse ainsi retrouver en même temps, sur le même poumon, des signes de pneumonie à ses diverses périodes; c'est là la « forme ambulante » dont Litten a donné un exemple (voir notre obs. XXVI) et dont on peut en trouver un autre dans la thèse de Courtois (voir notre obs. XXVII).

D'autres fois le poumon de l'autre côté, quoique non frappé directement par le traumatisme, peut s'enflammer consécutivement et on assiste alors à l'évolution d'une pneumonie double, avec, par suite, prolongation de la durée et gravité plus marquée. Cahen a sigalé le fait dans une de ses observations que nous reproduisons ici (voir notre obs. XXVIII), et, plus près de nous, Paterson en a publié un nouvel exemple (voir notre obs. VII)

Plus souvent, c'est du côté de la plèvre que se fera la propagation de l'inflammation, et la maladie ne reproduira plus alors nettement le tableau clinique de la pneumonie lobaire. Nous avons déjà eu l'occasion de signaler les modifications apportées aux signes physiques, par cette participation de la plèvre, et l'on conçoit facilement que la marche de la maladie puisse en être plus ou moins influencée. C'est ainsi, par exemple, que dans notre observation XXXII, empruntée à Proust, on trouve signalée une persistance anormale de certains signes stéthoscopiques, tandis que l'état général ne s'améliorait que lentement.

Nous verrons plus loin quelles sont les complications qui peuvent venir s'ajouter à la maladie primitive, mais, d'après ce que nous venons de dire, nous croyons qu'en dehors même de celles-ci, cesserait, à l'heure qu'il est, une illusion de penser que la guérison est régulièrement et, pour ainsi dire, fatalement la terminaison de la pneumonie traumatique. Parmi les observations qui sont réunies à la fin de ce travail et que nous avons recueillies de part et d'autre, la maladie s'est terminée par la mort dans plus du tiers des cas. Sans doute, nous citons ici plus particulièrement les cas où l'anatomie pathologique a été étudiée et un certain nombre de morts ont été dues aux complications dont nous allons parler dans un instant; il n'en est pas moins vrai, cependant, que, sous l'influence de certaines conditions étiologiques, sur lesquelles nous n'avons pas à revenir, la pneumonie peut amener la mort. Elle passe alors à l'hépatisation grise et à la suppuration plus ou moins diffuse, ou même, comme Litten et Koch l'ont indiqué (voir nos obs. XIX et XXVI), il y a une persistance et une acuité des symptômes congestifs, telles que l'issue fatale survient avant même que la période d'hépatisation rouge soit dépassée. Comme exemple d'hépatisation grise typique, il nous suffit de signaler notre observation VII d'après Paterson, et notre observation XXX, d'après Cahen et Proust. Le malade de M. le D' Gangolphe, dont nous rapportons l'histoire abrégée dans notre observation III, a succombé rapidement à des accidents infectieux qui avaient eu pour point de départ la plaie du poumon, et si, à l'autopsie, on a trouvé plutôt une suppuration diffuse qu'un îlot type de pneumonie grise, il est hors de doute cependant, d'après les symptômes observés, qu'on avait bien affaire à une inflammation primitive du poumon qui avait évolué en peu de temps vers la purulence.

Enfin dans le poumon du malade de notre observation I, on a trouvé, soit dans le lobe supérieur, soit dans le lobe moyen, un aspect qui, macroscopiquement, était absolument comparable à celui des foyers d'hépatisation grise vulgaire. L'examen histologique, il est vrai, a permis de reconnaître, dans ce cas, une propagation spéciale de l'inflammation aux lymphatiques ; mais on ne peut pourtant pas dire que le malade a succombé à une véritable complication et la marche de l'affection ne paraît pas avoir différé de celle que la pneumonie prend chez les sujets affaiblis et de peu de résistance.

Par conséquent, sans vouloir établir ici de statistique, travail que nous n'avons pas osé entreprendre et qui n'a, du reste, souvent qu'une valeur relative, nous croyons pouvoir affirmer ici que la mort, par le fait simplement de l'étendue des lésions et de l'évolution du processus morbide, peut être et est, en réalité, assez souvent la terminaison de la pneumonie traumatique. Les conditions étiologiques spéciales, présence d'un corps étranger, misère physiologique ou alcoolisme du malade, sur lesquelles nous avons eu occasion d'insister, sans que nous ayons à y revenir ici, permettent de se rendre compte, dans une certaine mesure, du pourquoi de cette évolution spéciale, tandis que la question du comment trouvera une explication rationnelle dan sl'étude du mécanisme intime et de la physiologie pathologique de la maladie, dont nous parlerons plus loin.

En résumé, pour formuler nettement notre pensée,

nous dirons : Le pronostic de la pneumonie traumatique, ordinairement bénin lorsque la maladie frappe un individu de bonne santé antérieure et de résistance normale, peut, au contraire, devenir sévère et parfois même très grave, lorsqu'on a affaire à un malade affaibli, débilité, par l'alcoolisme spécialement, comme celui de Koch et celui de Cormack, ou bien lorsqu'une portion considérable du parenchyme pulmonaire présente en peu de temps les signes caractéristiques de l'hépatisation, comme c'est particulièrement le cas lorsqu'un corps étranger a pénétré et séjourné dans l'épaisseur du poumon (voir notre obs. III).

CHAPITRE V

COMPLICATIONS

Si, jusqu'à présent, nous n'avons fait que montrer quelle pouvait être la marche de la pneumonie traumatique, lorsque rien ne venait modifier, dans ses grandes lignes, le tableau clinique que nous avons essayé d'esquisser, il faut maintenant que nous revenions un instant sur celui-ci et que nous voyions quelles sont les *complications* qui peuvent, en s'y ajoutant, lui donner un caractère un peu différent.

Nous ne reviendrons pas sur la participation que les bronches peuvent prendre à l'inflammation ; nous y avons déjà assez insisté et notre intention est, nous le répétons, de nous occuper particulièrement de l'inflammation primitive du parenchyme pulmonaire. Nous ne ferons aussi que rappeler les modifications des signes perçus à l'auscultation, qui sont la suite de l'existence d'un certain degré d'emphysème, en un point plus ou moins limité du poumon. Cette complication, si même on peut lui donner ce nom, qui est loin d'être exceptionnelle, comme chacun le sait, dans la pneumonie ordinaire, semble ici se produire plus aisément. C'est ainsi que, pour le malade de notre observation personnelle, le tympanisme produit par la percussion, tandis que la persistance des vibrations thoraciques faisait écarter toute idée de pneumothorax, avait pu faire supposer, pendant la vie, l'emphysème du lobe inférieur du poumon droit, fait qui a été confirmé par les résultats de l'autopsie.

D'autres fois, comme chez l'enfant de notre observation XXXII, l'éclat spécial, la sibilance marquée des râles peuvent aussi faire supposer que la pénétration brusque de l'air à l'intérieur des alvéoles, dans le moment même du traumatisme, a forcé la résistance de leurs parois et provoqué leur ectasie, d'autant mieux que, ainsi que nous l'avons signalé, le malade a pu assez souvent être frappé par l'agent traumatique, au moment même où il faisait un violent effort. Mais il se peut aussi que l'emphysème, au lieu d'être le résultat plus ou moins direct du traumatisme, soit antérieur à celui-ci, ainsi qu'on peut le supposer pour le malade de Petit (voir notre obs. XX) où le poumon du côté opposé à celui où avait porté le traumatisme était également emphysémateux. Ce que l'on peut simplement dire, alors ou dans des cas analogues, c'est que, du fait de l'emphysème préalable, le poumon était vraisemblablement plus susceptible à l'action de la commotion et de la contusion et aux lésions qui ouvrent la voie à la pneumonie.

Nous n'avons en vue ici que l'emphysème vésiculaire. Il est évident que, dans les cas de contusion violente du poumon, les parois alvéolaires peuvent être déchirées et le tissu interlobulaire, le tissu péribronchique et jusqu'au tissu conjonctif sous-cutané être envahis par l'air pénétrant dans le poumon à chaque inspiration, mais cet emphysème interlobulaire et sous-cutané qu'on a pu voir parfois prendre une intensité et une étendue considérable (voir notre obs. XXVIII) est en rapport directement avec le traumatisme lui-même et non avec les lésions consécutives du poumon.

Dans certains cas, on peut se demander si la déchirure du tissu sous-pleural n'a pas entraîné celle de la plèvre elle-même. Il semble, en effet, parfois qu'une certaine quantité d'air a pu pénétrer dans la cavité pleurale, d'où les symptômes du *pneumothorax*. Toutefois la question n'est pas complètement élucidée. C'est ainsi que chez le malade de notre observation personnelle, si certains signes y avaient fait songer de prime abord, l'absence de certains caractères ne permit pas de s'arrêter à cette hypothèse et, plus tard, l'autopsie fut complètement négative à ce sujet. Chez le malade observé jadis par Gosselin (voir notre obs. XVIV), on avait bien noté l'existence, au milieu des gargouillements et des râles humides, d'un bruit qui ressemblait au « tintement métallique », mais, comme l'issue de la maladie a été favorable, on n'a eu aucune preuve formelle que ce bruit se passait dans la plèvre. Il se peut, en effet, qu'il fût produit à l'intérieur des grosses bronches dilatées, sécrétant abondamment du mucus ou du muco-pus, assez liquides pour que le conflit entre cette sécrétion et l'air circulant dans les canaux respiratoires se manifestât par un bruit spécial, perçu à l'auscultation. Hayem, chez son malade avait pu constater, lui, le phéno-mène de la « succussion hippocratique » et un timbre amphorique manifeste du souffle; mais dans ce cas, où ainsi que nous le verrons plus loin la pleurésie purulente dominait la scène, l'autopsie montra que le poumon dépouillé du feuillet viscéral de la plèvre, sur une certaine étendue, baignait à nu dans la collection purulente, sans qu'il y eût, à proprement parler, de mélange d'air et de liquide à ce niveau. Récemment, enfin, Macdongall, dans deux des cas qu'il a observés (voir nos obs. XI et XIII) dit bien qu'il y aurait eu chez ses malades du pneumothorax, et cela dès le début de la maladie, mais il n'y insiste pas autrement. On le voit, les rapports entre le pneumothorax et la pneumonie traumatique ne sont pas nettement établis et nous n'avons malheureusement rien qui nous permette d'essayer de trancher la question.

Lorsque la pneumonie traumatique passe à la suppuration, et nous avons vu que le fait était possible, d'autres complications peuvent survenir. On voit alors le pus se collecter en des points plus ou moins bien limités et aboutir ainsi à la formation de véritables *abcès*, soit dans l'épaisseur du parenchyme pulmonaire, soit à sa superficie, sous la plèvre. Nous n'avons ici, du reste, en vue que les abcès tardifs, succédant à des inflammations nettement pneumoniques et non les suppurations qui se rattachent à un autre processus morbide. Grisolle avait déjà signalé le fait et, à sa suite, divers auteurs l'ont bien fait remarquer. C'est ainsi que Courtois a rapporté dans sa thèse, une observation du Dr Malherbe, de Caen, où il s'agissait d'un malade qui, ayant reçu sur le côté gauche de la poitrine, un coup violent d'un timon de voiture, « présenta les symptômes physiques d'une pneumonie, obscurité du bruit respiratoire, quelques râles crépitants et des crachats rouillés, puis, au bout d'une dizaine de jours, tous les signes d'une excavation pulmonaire. Cette cavité se resserra peu à peu et le malade guérit ». Plus tard, Cahen a cité le cas d'un malade chez lequel on entendait de gros gargouillements cavernuleux, sans autre signe de pneumothorax et il les a attribués à des cavités produites par des abcès. Nous signalerons également le fait observé par Mascka et rapporté dans la thèse de Koch (voir notre obs. XXXIV) où quelles que soient les discussions qui aient pu se soulever au sujet du moment où les côtes auraient été fracturées, il n'en est pas moins établi que le malade a succombé à une inflammation du parenchyme pulmonaire d'origine traumatique et qu'à l'autopsie on a trouvé, dans l'épaisseur d'un des poumons, deux abcès, l'un de la grosseur du poing, l'autre plus petit, situé plus en arrière, tandis que tout autour le tissu pulmonaire était hépatisé. Enfin Macdongall, dans l'article que nous avons déja cité plusieurs fois, rapporte l'opinion d'Erichsen qui a écrit que « l'inflammation... avait fréquemment de la tendance à s'étendre à quelque distance de la partie blessée et assez communément à se terminer par un *abcès* [1] ». Les symptômes, qui peuvent faire supposer qu'une collection purulente d'un certain volume s'est constituée, sont ici, comme du reste dans tous les cas d'abcès pulmonaires, l'apparition d'une expectoration purulente plus abondante, avec constatation consécutive, à l'auscultation, de l'ensemble des signes qu'on est convenu d'appeler *signes cavitaires*.

A une période un peu avancée de la maladie, l'inflammation de la plèvre, qui, ainsi que nous l'avons dit, est fréquente dans le voisinage du point du poumon hépatisé, peut se généraliser et les symptômes de la pleurésie prennent alors le pas sur ceux de la pneumonie. Dans ce cas, la lésion du poumon ne se manifestant que par des signes peu

---

[1] Erichsen, *Science et art de la chirurgie*, 7° édition, vol. I, p. 627.

apparents et guérissant rapidement, sans laisser de traces, la maladie évolue à la façon d'une pleurésie pure et simple et sort du cadre que nous nous sommes fixé.

On a pu voir quelquefois l'épanchement pleural devenir purulent. C'est ainsi que Cahen a rappelé dans sa thèse une observation publiée par Chevallereau dans la *France médicale* de 1876, concernant une jeune fille qui, à la suite d'un coup de revolver, conservait une balle dans la poitrine et avait, à cette époque, pour la deuxième fois, une atteinte de pleuropneumonie. « Elle vomit alors, dit-il, une assez grande quantité de pus, provenant de l'ouverture dans les bronches d'une collection purulente de la plèvre. » M. le Dr Bouveret, dans son remarquable ouvrage[1], a fait une mention spéciale des *empyèmes d'origine traumatique* qui, dans quelques cas, succèdent à un hémothorax, mais qui, dans d'autres circonstances, surviennent directement à la suite, soit d'une plaie de poitrine, soit même d'une simple contusion du thorax. « L'inflammation, dit-il, peut intéresser la plèvre seulement, mais elle frappe aussi souvent le poumon et il s'agit plutôt d'une pleuropneumonie que d'une pleurésie... L'élévation rapide de la température, les sueurs, la teinte terreuse du visage, la dyspnée et la gravité de l'état général témoignent de la nature purulente de cette inflammation de la plèvre. » M. Bouveret ajoute plus loin : « L'inflammation du poumon, qui quelquefois accompagne celle de la plèvre est toujours une bronchopneumonie, » mais nous espérons montrer, quand nous parlerons de l'anatomie pathologique que l'inflammation du poumon peut pré-

---

[1] Bouveret, *Traité de l'empyème*, p. 402, 1888.

senter, suivant les circonstances, différents aspects et nous ne ferons que rappeler que Boutry, étudiant récemment la forme spéciale dite « pneumonie disséquante[1] », a montré avec quelle facilité l'inflammation purulente de la plèvre peut se développer à sa suite. Chez le malade d'Hayem (voir notre obs. XXV) la pleurésie purulente et la gangrène de la plèvre ont joué un rôle si important que la pneumonie a été considérée par MM. Bucquoy et Potain, dans la discussion qui suivit la communication de l'observation, comme purement secondaire et, par conséquent, nous n'invoquerons pas ce fait pour établir l'existence des pleurésies méta-pneumoniques à la suite du traumatisme. Nous croyons cependant pouvoir faire retenir ce fait, à savoir que les symptômes de la pleurésie purulente peuvent venir s'ajouter au tableau clinique ordinaire de la pneumonie traumatique et imprimer au cours de la maladie une allure un peu spéciale.

Nous limiterons là l'histoire des complications de la pneumonie traumatique du côté de l'appareil respiratoire. C'est dire que nous ne parlerons pas de la gangrène pulmonaire. Ce n'est pas que les observations de gangrène, par suite de traumatisme nous fassent défaut; ce dernier est, en effet, une cause importante de la gangrène du poumon, indiquée par les auteurs depuis longtemps déjà, mais les rapports de celles-ci avec les processus inflammatoires ne nous paraissent pas être encore bien définis. Si nombre de ceux-ci, comme Follin et Duplay[2], comme

[1] Boutry, *De la pneumonie disséquante* (thèse de Paris, novembre 1895).

[2] Follin et Duplay, *Traité élém. de pathologie externe*, t. V, p. 414.

Litten, et, plus récemment, Leyden et Strauss sont d'avis que la pneumonie est une cause habituelle de gangrène pulmonaire, si Dieulafoy, dans son Manuel classique[1]. sans être aussi affirmatif, émet l'opinion que, « bien que la gangrène soit une terminaison exceptionnelle de la pneumonie lobaire..., on en trouverait néanmoins quel·ques observations authentiques, « et que si « certains auteurs, se basant sur la forme anatomique des lésions n'admettent pas la transformation secondaire de la pneumonie ou de la bronchopneumonie en foyer de gangrène pulmonaire, que pour eux la gangrène est primitive et revêt seulement la forme bronchopulmonaire, nos connaissances actuelles en bactériologie rendent au moins discutable cette manière de voir », il n'en est pas moins vrai que la doctrine de l'indépendance des deux processus a ses défenseurs.

C'est ainsi que Fourrière, dans sa thèse (Paris, 1878), a conclu que « la forme pneumonique de la gangrène traumatique du poumon ne répond pas à... une pneumonie plus ou moins franche, dont elle serait la terminaison et que ce n'est qu'alors qu'une fluxion collatérale s'est établie autour des parties mortifiées, que se manifestent les signes de la pneumonie dont on voudrait faire l'accident initial ». De même, M. le professeur Lépine a écrit[2] que la gangrène était « une suite tellement insolite de la pneumonie fibrineuse, qu'on a même nié

[1] Dieulafoy, *Manuel de pathologie interne*, t. I, p. 248, Paris, 1897.

[2] Lépine, article PNEUMONIE, dans le *Dictionnaire de Jaccoud*, t. XXVIII, p. 460.

qu'elle en fût une terminaison dans le sens propre du mot » et M. Netter, dans l'article du *Traité de médecine* de Charcot et Bouchard, que nous avons déja cité, sans s'exprimer nettement, paraît être d'avis que les pneumonies terminées par gangrène, sont en réalité plutôt des gangrènes primitives à début inflammatoire. La question est donc très obscure, et il ne nous appartient pas de la trancher.

Un mot, avant de finir ce chapitre, sur les autres complications qui peuvent survenir du fait de l'altération d'autres organes que les organes respiratoires. Dans quelques-unes des observations que nous avons recueillies de part et d'autre, se trouvent signalés des phénomènes spéciaux du côté du cœur. C'est ainsi que Paterson a pu voir à l'autopsie de l'un de ses malades la cavité péricardique contenir une certaine quantité de liquide, tandis que, par place, les deux surfaces de la séreuse étaient recouvertes d'un léger enduit adhérent (voir notre obs. VII) et que chez le malade de Koch il y avait également un peu de sérosité dans le péricarde (voir notre obs. XIX). Il peut se faire aussi que le myocarde faiblisse, que le pouls devienne mou, irrégulier, facilement dépressible et que le malade succombe autant de ce fait que de celui de sa phlegmasie pulmonaire, comme cela est arrivé pour un des malades dont Paterson a rapporté l'histoire (voir notre obs. IX). Dans notre observation VIII, d'après le même auteur, il est dit également que les bruits du cœur étaient faibles et s'entendaient mal, mais, dans ce cas, le rôle du traumatisme peut être discuté et n'a peut-être bien été qu'accessoire. Quant au malade de Koch, si, en dehors de la péricardite signalée plus haut, on a trouvé une

dégénérescence graisseuse du myocarde, celle-ci doit être
mise sur le compte de l'état de santé antérieur et les conditions d'existence du patient, qui était un alcoolique avéré
et non pas sur celui de sa pneumonie. Pour ce qui est des
lésions valvulaires, le seul fait où nous les avons trouvées
signalées est celui de Litten où, à l'autopsie, on trouva un
cœur volumineux et, au niveau des cavités gauches, la valvule aortique recouverte d'exsudats gris blanchâtre et de
caillots (voir notre obs. XXIX). « La coïncidence, dit
Litten, de la pneumonie et d'une lésion valvulaire récente
peut être observée fréquemment, sans qu'on puisse admettre le rapport de cause à effet ». En tout cas, il ne
semble pas que, dans la pneumonie d'origine traumatique,
cette coïncidence se retrouve plus souvent que dans les
autres variétés étiologiques de la maladie. Nous devons
enfin rapporter le fait que Jollye signale dans son observation (voir notre obs. XVIII), c'est-à-dire que chez ce
malade l'on entendit distinctement dans le deuxième
espace intercostal gauche, un murmure systolique, doux,
soufflant, perceptible à la pointe, mais ne se transmettant
pas dans l'aisselle. Ce bruit, un peu plus tard, changea de
foyer et s'entendit non plus au niveau du foyer pulmonaire, mais bien à celui du foyer aortique. Le malade
guérit du reste parfaitement. Il s'agissait vraisemblablement dans ce cas d'un souffle inorganique de la base,
sans rapport spécial avec la pneumonie. Nous ne pensons
donc pas qu'il y ait lieu d'insister ici sur le rôle que peut
jouer la pneumonie dans l'éclosion des diverses cardio-
pathies et nous nous contenterons de dire que, pour la
pneumonie traumatique comme pour toute autre, l'état du
cœur est important à considérer au point de vue du

pronostic, car là aussi on peut bien souvent dire ce que l'on a dit de la pneumonie franche ordinaire : « La lésion est au poumon, le danger est au cœur. »

Nous avons déjà signalé en passant le fait que, dans notre observation I, aussi bien que dans l'observation de Petit (obs. XX), les urines pendant la vie avaient été net-tement albumineuses. Dans ces deux cas, on trouva à l'autopsie les reins volumineux et l'examen histologique révéla l'existence d'un certain degré de néphrite plus ou moins diffuse, avec dégénérescence assez spécialement marquée des cellules des tubes urinifères, comme cela se voit dans nombre de maladies infectieuses. Mais dans les deux cas, la marche de la maladie n'en parut pas particu-lièrement influencée. Nous n'osons donc pas présenter ces faits comme représentant exactement des cas de néphrite par infection pneumococcique ; ils sont simplement l'indice de la possibilité d'une telle complication. Il va sans dire que les lésions rénales trouvées à l'autopsie du malade de Koch (voir notre obs. XIX) et ressortissant de la néphrite interstitielle étaient indépendantes de la pneumonie et dues à l'alcoolisme ancien du sujet.

La pneumonie, comme toute maladie infectieuse, peut se compliquer d'accidents cérébraux et méninges. Nous ne croyons pas que dans la pneumonie d'origine traumatique ces complications soient ni plus ni moins fréquentes que dans la pneumonie ordinaire. On a dit que l'alcoolisme favorisait l'apparition de ces accidents; il n'y aurait donc rien d'étonnant à ce que les pneumonies traumatiques, survenant d'ordinaire, ainsi qu'il a été dit plus haut, chez des hommes adultes, présentent une proportion relative-ment plus forte de ces complications. Toutefois, dans les deux cas de pneumonie traumatique compliqués de délire et s'étant terminés par la mort, que Paterson a rapportés et que nous reproduisons dans nos observations VI et IX, il n'est pas dit que l'on ait rien trouvé de spécial à l'autopsie du côté du système nerveux central. On ne peut, par conséquent, rien dire sur la nature et sur la cause de ce délire et nous n'y insistons pas autrement.

CHAPITRE VI

ANATOMIE ET PHYSIOLOGIE PATHOLOGIQUES

L'étude symptomatique que nous venons de faire
nous a montré que la pneumonie traumatique différait de
la pneumonie lobaire fibrineuse ordinaire par un assez
grand nombre de particularités relatives soit au mode de
début, soit aux signes physiques de la période d'état, soit
à l'évolution même de la maladie. Elle n'a pas, semble-t-il,
cette physionomie absolument nette qui fait de la pneumonie lobaire une des maladies les mieux caractérisées de
la pathologie humaine et, dans un assez grand nombre de
cas, elle mériterait plutôt le nom de broncho‑pneumonie.
On peut y trouver des signes indiquant, à la fois, la participation des voies bronchiques et celle des lobules pulmonaires, alors même que la maladie reste localisée au
niveau du point contusionné ou déchiré et ne revêt pas ce
caractère de diffusion qui appartient en propre aux broncho-pneumonies infectieuses non traumatiques et constitue
même un des traits majeurs de leur tableau clinique.
Ainsi donc, symptomatologie un peu vague, un peu hybride,
telle est bien souvent la marque clinique de la maladie qui
nous occupe. Ceci correspond évidemment à des caractères analogues en anatomie pathologique et ce sont ces

particularités que nous allons maintenant essayer de dégager.

Mais, avant d'aller plus loin, nous croyons devoir donner une explication de la variabilité des formes anatomiques produites par une seule et même cause et que nous allons énumérer, en les groupant sous diverses dénominations qui serviront, pour ainsi dire, de cadre à notre description. Cette explication est, du reste, renfermée en grande partie dans les considérations étiologiques que nous avons exposées plus haut. Le traumatisme, comme nous l'avons dit, n'est nullement une cause spécifique et les effets immédiats qu'il détermine dans l'appareil respiratoire sont essentiellement variables suivant les cas.

Ici, il n'y aura qu'une simple commotion, sans désordre anatomique macroscopiquement appréciable, mais suffisante cependant pour créer un *locus minoris resistentiæ*, sur lequel les microbes pathogènes, jusque-là tenus en respect par les défenses naturelles, vont pouvoir végéter. Là, au contraire, il y aura dès le principe une véritable lésion anatomique du parenchyme pulmonaire. Ailleurs, enfin, la lésion sera beaucoup plus étendue, les tissus seront déchirés, des épanchements sanguins se feront, les bronches interlobulaires pourront, elles-mêmes, être contusionnées. Dans ces cas divers, la lésion inflammatoire, résultant de la végétation des microbes et de la réaction des tissus traumatisés, mais encore vivants, sera nécessairement différente. Il ne faut pas oublier, non plus, que les traumatismes de la cage thoracique ne produisent pas exclusivement des lésions inflammatoires du parenchyme pulmonaire. Ici encore l'expérience fameuse de Max Schuller peut se vérifier et les faits de Perroud relatifs à la tuberculose des mariniers du Rhône, développée sous l'influence de chocs répétés, sont trop connus pour que nous y insistions. Le traumatisme réclame aussi sa part dans l'étiologie des pleurésies et si nous savons que, parmi ces pleurésies traumatiques, les unes sont séro-fibrineuses, les autres purulentes, les recherches récentes de Chauffard nous ont montré que quelques-unes et même, peut-être, un grand nombre d'entre elles sont tuberculeuses. Il n'est pas besoin de multiplier davantage les exemples pour faire comprendre que les effets du traumatisme doivent être et sont, en effet, très variés, suivant l'intensité de l'agent causal et suivant l'opportunité morbide du sujet atteint.

Nous pensons qu'il était utile de faire ces réflexions préliminaires, avant d'étudier les diverses variétés anatomiques de la pneumonie traumatique ; nous allons maintenant essayer de montrer quelles sont celles-ci et, pour mettre plus de clarté dans le sujet, nous allons grouper les différents aspects qu'on pent trouver à l'amphithéâtre sous diverses dénominations qui formeront autant de cadres à notre description, et nous prendrons comme exemples, parmi les observations que nous avons pu recueillir, un certain nombre de cas qui nous ont paru donner une image exacte et significative de ce que nous avions l'intention d'exposer.

1° Pneumonie traumatique a forme de pneumonie lobaire fibrineuse. — La première forme que nous citerons est la pneumonie lobaire, qui est une forme relativement fréquente, mais sur laquelle pourtant nous insisterons peu longtemps. Par définition, en effet, elle est exactement semblable à la pneumonie dite « franche » et les autopsies en sont, du reste, assez rares, car ce sont, surtout les cas bénins qui rentrent dans cette catégorie. Notre observation I paraît cependant en donner, dans son ensemble, un assez bon exemple. Ce qu'on a pu constater dans ce cas, soit macroscopiquement, soit microscopiquement, c'est une hépatisation grise tout à fait classique, sans même retrouver aucune trace de contusion du parenchyme, aucune ecchymose sous-pleurale ou intra-pulmonaire, si bien que, d'après le résultat seul des recherches anatomiques, il n'aurait pas été possible de soupçonner l'étiologie particulière du fait. Dans l'examen histologique qu'il a eu l'obligeance de faire à notre intention, M. le Dr Bret a relevé un degré marqué *de lymphangite périlobulaire*, seule particularité digne d'être signalée. Quelle signification faut-il lui donner ? Nous aurons plus loin l'occasion de parler de certains états anatomiques spéciaux où les altérations des tissus interstitiels jouent un rôle important, mais, comme d'autre part, tous les auteurs classiques paraissent d'accord pour admettre que la lymphangite accompagne presque toujours, à un degré plus ou moins marqué, l'inflammation fibrineuse du poumon, ce serait, à notre avis du moin . aller trop loin que de vouloir faire de cette particularité un caractère différentiel et c'est pourquoi nous pensons qu'ici la maladie n'est pas sortie, pour cela, du cadre de la pneumomie lobaire fibrineuse.

Dans quelques cas, surtout si la maladie s'est terminée rapidement par la mort, on peut trouver à l'autopsie, à un degré plus ou moins marqué, une ecchymose sous-pleurale, ou un tacheté hémorragique de la plèvre, qui sont comme une signature du traumatisme, mais ceci ne comporte aucune description particulière et mérite simplement d'être signalé en passant. C'est du reste, un fait qui est loin d'être constant et, par exemple, dans notre observation I, toute trace du traumatisme initial du poumon avait disparu au moment de l'autopsie. Quant au siège de la pneumonie qui succède à la contusion ou à la plaie du thorax, comme nous avons déjà eu occasion de le dire, il est évident que, dans la grande majorité des cas, il correspond au point même de celui-ci qui a été frappé, ainsi, du reste, que les autopsies l'ont démontré. Toutefois il peut occuper, au contraire, une région diamétralement opposée, comme cela se voit dans l'observation de Courtois, que nous rapportons dans notre numéro XXVII, ou bien, comme dans notre observation X, d'après Macdongall, où s'agissant d'une contusion de la paroi thoracique, sans blessure du poumon, on voit une pneumonie typique, très légère, il est vrai, et suivie de guérison, mais développée dans le côté non contusionné. Nous avons déjà cherché à donner une explication de ces faits et nous n'avons pas à y insister ici plus longtemps.

Le bloc hépatisé peut, dans ces cas de pneumonie traumatique, comme dans la pneumonie fibrineuse ordinaire, être de dimensions variables ; mais il semble cependant avoir une tendance manifeste à avoir un volume assez important et non seulement à occuper la totalité d'un lobe, mais à empiéter plus ou moins sur les lobes voisins. C'est ainsi que, dans notre observation I, on a pu dire que les deux lobes supérieur et moyen du poumon droit se trouvaient à l'état d'hépatisation grise typique. Dans notre observation VII, d'après Paterson, où il s'agissait d'une pneumonie double, tandis qu'à gauche le lobe supérieur était à l'état d'hépatisation rouge et la base fortement congestionnée, il est indiqué qu'à droite, non seulement les lobes supérieur et moyen, mais encore le lobe inférieur dans une certaine portion, étaient envahis. Cette tendance à la diffusion des lésions se trouve encore plus marquée dans notre observation XXX, où il est dit que le poumon droit, dans toute sa hauteur, était à l'état d'hépatisation grise et que le parenchyme tout entier était infiltré de pus et elle est manifeste dans notre observation III où, à un degré bien moins avancé, il est vrai, nous voyons la suppuration chercher à envahir toutes les portions environnant le corps étranger.

Un caractère particulier, qui a été signalé par Litten, serait, dans certains cas, la persistance anormale du caractère hémorragique de l'exsudat intra-alvéolaire. C'est ainsi que dans son article du *Zeitschrifft f. klin. Medicin*, auquel nous avons déjà fait plusieurs fois allusion, il fait remarquer que, dans un cas de pneumonie traumatique, où la mort était survenue, sans complications spéciales, à la fin de la deuxième semaine, tandis que, pendant la vie, il y avait eu jusqu'à la fin une expectoration hémorragique, on trouva à l'autopsie une hépatisation totale des lobes inférieur et moyen du poumon droit, avec une coloration rouge très marquée et, à l'examen microscopique, des globules rouges nombreux remplissant les alvéoles et aussi, par places, les travées interlobulaires. Koch, dans sa thèse, fait les mêmes réflexions et nous avons encore trouvé dans l'article de Paterson *(loc. cit.)* deux observations où il semble bien s'agir de pneumonie lobaire, sans participation aucune des bronches au processus morbide et où l'hépatisation rouge avait persisté jusqu'à la mort. Mais, dans l'un de ces cas (voir notre obs. VI), il semble s'agir d'une forme qui se rapproche un peu de la pneumonie ambulante et dans l'autre (voir notre obs. XI) la mort semble être principalement due à l'affaiblissement du cœur. Nous ne parlons pas, bien entendu, de l'observation de Demuth (obs. XVII de notre thèse) où le malade succomba à une affection surajoutée (hémorragie cérébrale) pendant le cours de sa pneumonie, au milieu du second septennaire et où, par conséquent, il n'y a rien de bien étonnant à ce que l'on ait trouvé encore le poumon de consistance ferme et d'un rouge foncé à la coupe. Nous tenons pourtant à faire remarquer le fait de la persistance un peu anormale de l'état congestif qui peut être rapprochée de l'observation que nous avons fait au sujet de la symptomatologie, sur l'hémoptysie fréquente du début et la coloration intense des crachats.

La plèvre, ainsi qu'on peut en juger par un grand nombre de nos observations, participe fréquemment au processus inflammatoire de la pneumonie traumatique, mais ceci ne mérite pas de nous arrêter. On sait que l'inflammation pleurale est fréquente aussi, sinon presque constante, dans la pneumonie fibrineuse, dite spontanée, et que les causes ordinaires de celle-ci déterminent fréquemment de véritables pleuropneumonies, avec épanchement pleural peu abondant et se résorbant spontanément. C'est là également le cas de la plupart des pleuropneu‑monies traumatiques, à moins que, ainsi que nous en avons montré la possibilité, mais ce qui arrive rarement, l'épanchement pleural ne subisse la transformation puru‑lente. On sait aussi, comme nous l'avons signalé en

passant, que le traumatisme peut être la cause d'une
pleurésie immédiate, et c'est pourquoi nous ne voyons
aucun motif à analyser, dans un paragraphe spécial, les
divers cas de pleuropneumonie traumatique, dont nous
avons pu avoir connaissance, cas qui, en somme, rentrent
absolument dans le cadre de la pneumonie lobaire, quelle
que soit l'origine de celle-ci.

2° PNEUMONIE TRAUMATIQUE FIBRINEUSE A NOYAUX
MULTIPLES. — L'inflammation du parenchyme pulmonaire
d'origine traumatique peut revêtir parfois une forme qui
constitue une sorte de transition entre la forme pneumonique que nous venons d'étudier et la forme broncho-
pneumonique dont nous parlerons plus loin. Cette forme
est, du reste, assez rare et la seule observation typique
que nous en ayons trouvée est celle d'A. Petit (voir notre
obs. XX); elle n'en doit pas moins attirer notre attention. Nous la désignerons sous le nom de *pneumonie
fibrineuse à noyaux multiples*.

Dans le cas de Petit, très remarquable à divers points
de vue, ce qu'on trouva à l'autopsie, ce fut d'abord un
noyau de pneumonie grise du volume d'un petit œuf,
occupant le sommet de l'organe et arrivant jusqu'à sa
surface, tandis qu'autour de lui existait une zone d'hépatisation rouge. Un autre noyau analogue, mais beaucoup
plus petit, du volume d'une noisette environ, fut trouvé
dans les portions inférieures du lobe supérieur et enfin un
troisième noyau semblable, gros comme une noix, occu-
pait l'épaisseur du lobe moyen. Ces noyaux étaient
enchâssés dans un parenchyme pulmonaire en hépatisation rouge, avec une large zone périphérique de conges-

tion, tandis qu'à leur niveau les bronches étaient remplies de muco-pus. A l'examen microscopique, les parties grises se montrèrent infiltrées de pus mélangé à de la fibrine en dégénérescence granulo-graisseuse. Les parties rouges présentaient une congestion très intense de tous les vaisseaux et, dans ces points, les alvéoles étaient remplis de globules rouges et blancs, englobés dans un réticulum fibrineux. Les cellules épithéliales des alvéoles, dans les points où l'on pouvait encore en retrouver, avaient subi des phénomènes de gonflement, de division, de multiplication, qui permettaient d'affirmer qu'elles avaient pris part à l'inflammation. Ce sont bien là, incontestablement, des caractères appartenant à la pneumonie fibrineuse et, du reste, le pneumocoque a été retrouvé, soit pendant la vie, dans l'expectoration, soit après la mort, dans le poumon hépatisé. Nous croyons donc, avec l'auteur de l'observation, que, dans ce cas particulier, il s'est formé trois foyers distincts de pneumonie dans la région contuse, sans doute au niveau de trois ruptures du parenchyme, c'est-à-dire de trois portes d'entrée ouvertes au microbe pathogène.

Il s'agit là, ainsi qu'on le voit, d'une forme anatomique, dans laquelle l'inflammation paraît se limiter au voisinage des points atteints par le traumatisme. Ce qui donne son intérêt spécial à l'observation de Petit, c'est ce fait que trois noyaux distincts de pneumonie ont pu être constatés nettement dans le même poumon; ce qui rappelle l'apparence dont parle, dans son article du *Dictionnaire* de Jaccoud, M. le professeur Lépine sous le nom de « pneumonie à foyers successifs ». Il semble cependant qu'on pourrait rapprocher de ces faits rares certains cas, comme, par exemple, celui de Cormack (voir notre obs. XXXIII) où les foyers d'hépatisation trouvés à l'autopsie, à des périodes différentes de leur évolution, paraissaient avoir été primitivement indépendants.

3° Pneumonie traumatique a forme de pneumonie catarrhale ou de broncho-pneumonie. — L'étude clinique que nous avons faite précédemment nous a fait prévoir que fréquemment la pneumonie traumatique devait revêtir une forme anatomique se rapprochant plus de la bronchopneumonie que d'autre chose. Nous avons vu, en effet, que l'on constatait dans un grand nombre de cas, à l'auscultation des poumons, en même temps que des signes d'hépatisation, la présence de râles sous-crépitants, plus ou moins fins, indiquant que les bronches étaient intéressées dans le processus morbide. Une des observations les plus démonstratives à ce point de vue est celle de Montgour (obs. IV de notre thèse) dans laquelle on voit un individu, ayant eu trois pneumonies antérieures, dont l'une très récente, faire, à l'occasion d'un traumatisme thoracique, une bronchopneumonie à pneumocoques. Mais, comme ce malade a guéri, nous devons chercher dans d'autres observations la confirmation des déductions tirées des faits cliniques.

Nous trouverons particulièrement cette confirmation dans l'observation qui a servi de base à la thèse de Koch (voir notre obs. XIX) où, à l'autopsie, on put voir dans le poumon traumatisé, avec quelques ecchymoses sous-pleurales, une hépatisation de la partie postérieure du lobe supérieur, dans l'étendue d'un noyau gros comme un œuf d'oie environ. Il ne s'agissait pourtant pas là d'une véritable hépatisation pneumonique ; l'auteur, en effet, a fait remarquer lui-même que ce noyau était de consistance splénique, que le lobe inférieur, plus compact qu'à l'état normal, était gorgé de sérosité et de sang et, enfin, que les bronches renfermaient de l'écume sanglante et un peu de pus. On n'avait donc pas affaire assurément à une pneumonie franche, mais on se trouvait en présence de lésions complexes, d'un mélange d'œdème, de congestion, de splénisation, le tout accompagné de bronchite, de telle sorte que, si on voulait ranger cette observation clinique dans un des groupes classiques des affections de l'appareil respiratoire, ce serait dans celui de la bronchopneumonie qu'il faudrait la faire rentrer.

Nous ferons des remarques analogues à propos de notre observation XXX, empruntée à Cahen, qualifiée par lui et par Proust qui la lui a lui-même reprise, de pneumonie catarrhale. Après avoir pu constater nettement pendant la vie un ensemble de signes physiques indiquant que l'inflammation siégeait dans les bronches aussi bien qu'au niveau des alvéoles, on trouva à l'autopsie, dans toute la hauteur du poumon droit, le parenchyme infiltré de pus. Nous rappellerons aussi notre observation XXXIII, à laquelle nous faisions allusion plus haut et où on put constater des lésions bilatérales qui étaient un mélange de pneumonie, de bronchopneumonie et d'œdème pulmonaire.

4° PNEUMONIE TRAUMATIQUE A FORME DE PNEUMONIE INTERSTITIELLE OU DISSÉQUANTE. — Le fait rapporté dans notre observation I, que l'examen histologique avait montré des lésions assez marquées de lymphangite pulmonaire, nous a poussé a étudier cette variété rare de pneumonie

dans laquelle l'inflammation interstitielle paraît dominer
la scène.

Nous faisons allusion ici à ces faits qui ont été décrits
par Hayem sous le nom de « phlegmon diffus sous-pleural »,
plus tard, par Hutinel et Proust [1] et, plus récemment, par
Boutry [2], dans sa thèse inaugurale, sous celui de « pneumonie disséquante » et qui, d'après ces auteurs, reconnaît
parfois le traumatisme pour cause. Nous ne voulons pas
décrire en détail cette variété d'inflammation, ce qui
demanderait de longs développements et nous écarterait de
notre sujet, mais nous rappellerons, toutefois, brièvement
que, dans la pneumonie disséquante, c'est le tissu conjonctif, soit péribronchique, soit souspleural, qui est le siège
originel et principal des lésions inflammatoires aboutissant
à la suppuration. Suivant les cas, l'examen microscopique
montrera la lésion initiale autour des bronchioles ou sous
la plèvre, s'insinuant entre les lobules pulmonaires péri-
phériques. Dans la péribronchite, l'épithélium des bronchioles atteintes peut avoir disparu par places, tandis
qu'en d'autres points une abondante infiltration de cellules
embryonnaires vient, au-dessous de lui, étouffer ou dis-
joindre les faisceaux élastiques et constituer une série de
bourgeons charnus avec des capillaires de nouvelle formation. Comme le disent Hutinel et Proust, la lésion caractéristique est alors une « inflammation interstitielle péribronchique ». Dans le phlegmon diffus sous-pleural, la
lésion a, au contraire, son point de départ immédiatement

[1] Hutinel et Proust, Étude sur la pneumonie disséquante *(Arch.
générales de médecine*, novembre, 1882).

[2] Boutry, thèse de Paris, novembre 1895.

sous la plèvre et, de là, tend à s'insinuer entre les lobules pour les isoler les uns des autres. Elle peut alors, disent les auteurs auxquels nous empruntons cette description, remonter le long des bronchiol terminales, qui prennent l'aspect indiqué au sujet d la péribronchite, puis le long des rameaux plus volum eux. de telle sorte qu'avec un point de départ absolument différent, l'apparence finale devient analogue dans les deux cas. L'inflammation s'étend dans les cloisons interlobulaires par la voie des vaisseaux lymphatiques et va dissocier les lobules. Pendant assez longtemps les ramuscules bronchiques résistent, ainsi que les parois lobulaires qui ne sont le siège que de lésions de pneumonie catarrhale, et le lobe envahi ressemble alors, suivant l'expression d'Hutinel et de Proust, à une « grappe plongée dans un amas purulent ». Plus tard, les lobules eux-mêmes sont détruits en plus ou moins grand nombre et il en résulte des excavations de volume variable, de forme irrégulière, traversées en différents sens par les restes des pédicules lobulaires, c'est-à-dire les bronches avec leurs vaisseaux satellites dont le calibre peut être obstrué par des coagulations fibrineuses.

Telles sont les lésions variées que les cas, encore peu nombreux, de pneumonie traumatique suivis d'autopsie ont permis de constater. Nous avions espéré, lorsque nous avons entrepris l'analyse de ces faits, y trouver un trait anatomo-pathologique commun qui serait devenu le trait caractéristique de la pneumonie traumatique ; mais notre espérance a été déçue sur ce point. Il ne nous a pas paru, en effet, que la lymphangite signalée dans notre obser-vationprincipale fût suffisamment marquée pour que nous puissions affirmer qu'il y a une transition évidente entre la pneumonie lobaire franche, la broncho-pneumonie et la pneumonie disséquante. C'est pourquoi nous nous contenterons d'avoir purement et simplement rapporté les faits, sans chercher à établir entre eux des rapprochements forcés.

Mais dans un autre ordre d'idées, celui des recherches expérimentales, nous avons trouvé plusieurs documents qui permettent d'interpréter et de comprendre jusqu'à un certain point la variabilité d'action du traumatisme sur le parenchyme pulmonaire. Ces faits méritent d'autant mieux d'attirer l'attention que les expériences qui les ont créés n'ont pas été instituées spécialement en vue d'étudier la pathogénie de la pneumonie traumatique, mais qu'on se proposait d'élucider la physiologie pathologique de la pneumonie en général. Nous allons rappeler les principaux de ces faits expérimentaux.

En 1885, dans le laboratoire de Vulpian, Massalongo[1] a répété des expériences faites antérieurement par divers auteurs dont on peut trouver l'énumération dans on travail. Les expériences ont consisté en injections intra-pulmonaires de liquides irritants, tels que teinture de cantharides, essence de térébenthine, solution de nitrate d'argent. Les injections étaient pratiquées sur le chien et sur le lapin et faites par deux procédés différents. Tantôt les liquides étaient injectés directement dans la trachée des animaux, tantôt, et c'est le cas qui nous intéresse le plus, l'injection était faite à l'aide d'une seringue munie d'une aiguille qui traversait la paroi thoracique et péné-

---

[1] Massalongo, Contribution à l'étude expérimentale de la pneumonie et de la bronchopneumonie (*Archives de physiologie*, 1885).

trait dans le parenchyme pulmonaire, en réalisaut ainsi un traumatisme jusqu'à un certain point analogue à certains de ceux dont l'homme peut être le sujet. Or, ces traumatismes pulmonaires, dit l'auteur, n'ont jamais pu produire de pneumonie franche, mais simplement des foyers plus ou moins étendus de broncho-pnemonie ou de pneumonie catarrhale. C'est du reste, ajoute-t-il, un fait acquis par la chirurgie et prouvé jadis expérimentalement par Jobert de Lamballe.

Pour ce qui est de l'action du pneumocoque, qui commençait à être connu à cette époque, Massalongo s'attache à démontrer qu'il est seul capable de reproduire expérimentalement la pneumonie classique, c'est-à-dire la pneumonie lobaire fibrineuse et que, tandis qu'il se retrouve dans tous les processus pneumoniques spontanés de l'homme, il ne peut jamais être décelé dans les broncho-pneumonies expérimentales, telles que celles déterminées par l'auteur lui-même. En résumé, il résulte de ces recherches que la prérogative de produire la pneumonie clinique appartient au pneumocoque et que les moyens chimiques ou mécaniques, *à eux seuls*, agissant sur le poumon, n'y déterminent que la pneumonie lobulaire ou pseudo-lobaire. Tel est, en substance, le travail de Massalongo. Les conclusions qu'il tire des faits qu'il a pu observer sont absolument rigoureuses ; mais elles ne sauraient résoudre entièrement le problème de la pneumonie traumatique survenant chez l'homme. Il faut remarquer, en effet, que l'auteur, dans ses expériences, ne s'est pas avisé de faire agir à la fois sur le poumon le pneumocoque et les agents mécaniques qui peuvent déterminer une lésion pulmonaire. Or c'est ce concours de causes pathogènes d'ordres divers qui se trouve fréquemment réalisé chez l'homme, dans différentes circonstances bien étudiées à l'heure qu'il est, que l'on a cherché à réaliser dans d'autres expériences, postérieures à celles de Massalongo.

En 1888, Gamaleïa[1], dans une étude très documentée sur l'étiologie de la pneumonie fibrineuse, étude à laquelle nous n'emprunterons que ce qui se rapporte directement à notre sujet, a constaté que le pneumocoque peut déterminer expérimentalement la pneumonie fibrineuse typique chez le chien et le mouton et que ces animaux offrent au virus pneumonique une résistance sensiblement égale à celle de l'homme. Chez le mouton, une inoculation intra-pulmonaire, à travers la paroi thoracique, est toujours suivie d'une pneumonie fibrineuse, mortelle dans la grande majorité des cas. Cette pneumonie, ordinairement lobaire, est accompagnée d'une exsudation fibrineuse abondante et les microbes pathogènes sont très nombreux dans le tissu pulmonaire et surtout dans l'exsudat. La mort survient du troisième au cinquième jour de la maladie. Chez le chien, l'infection intra-thoracique conduit toujours au développement d'une pneumonie franche fibrineuse, mais qui est rarement mortelle et qui guérit ordinairement dans un espace de dix à quinze jours, après avoir passé par toutes les phases de l'hépatisation. Ne s'agit-il pas là d'une véritable pneumonie lobaire traumatique analogue à ce qu'on observe, dans beaucoup de cas, chez l'homme?

D'autres expériences du même auteur rendent la démonstration encore plus saisissante. En effet, ce même

---

[1] Gamaleïa, Etiologie de la pneumonie fibrineuse (*Annales de l'Institut Pasteur*, p. 440, 1888).

streptococcus lanceolatus qui, introduit dans le parenchyme pulmonaire des moutons, y développe une pneumonie fibrineuse mortelle, ne cause jamais la mort, si on l'injecte par la trachée. C'est ainsi que, sur plus de vingt moutons auxquels Gamaleia a injecté de cette façon une dose déterminée de virus, pas un seul n'a succombé. On peut donc conclure de ces expérieuces qu'une lésion du parenchyme pulmonaire et une introduction du virus pneumonique dans ce parenchyme lésé sont nécessaires à la production de la pneumonie chez le mouton ; tandis que le pneumocoque, introduit dans le poumon sain, n'y provoque qu'une simple hyperhémie, avec afflux de phagocytes qui détruisent l'agent infectieux.

Enfin, une dernière série d'expériences vient à l'appui des précédentes. Sur six moutons, ayant subi une injection trachéale de tartre stibié, quatre ont été inoculés, également par la trachée, avec du virus pneumonique et, sur ces quatre moutons, l'un est mort le lendemain de l'inoculation, en présentant à l'autopsie une hépatisation rouge en plusieurs endroits du poumon, un autre a fait une pneumonie typique, comme on pouvait en juger par la marche de la température et les deux autres ont eu des mouvements fébriles très prononcés, tandis que les moutons de contrôle, c'est-à-dire ceux qui avaient subi seulement l'injection de virus pneumonique ou celle de tartre stibié, restaient bien portants.

Des résultats très analogues ont été obtenus en 1889, par Platania, dont nous n'avons pas pu, malheureusement, nous procurer le travail original[1]. Cet auteur,

[1] Platania, Contribution à l'étude de l'étiologie de la pneumonie

dans ses expériences avec le pneumocoque, a démontré que l'on produisait une infection pulmonaire très intense chez le cobaye, en provoquant au préalable une lésion aseptique de la plèvre ou du poumon. Nous avons tenu à rapporter ces faits expérimentaux qui nous paraissent jeter une vive lumière sur les conditions pathogéniques de la pneumonie traumatique de l'homme, si l'on veut bien se rappeler que le pneumocoque est un hôte fréquent de l'homme en bonne santé, comme l'ont démontré les travaux de Pasteur, de Sternberg, de Frœnkel, etc. Netter a pu établir[1] que le pneumocoque existait quatre fois sur cinq, dans la salive des sujets qui ont déjà eu une pneumonie et une fois sur cinq dans celles des personnes qui n'ont jamais été atteintes par cette affection. On peut voir en outre, dans trois de nos observations (obs. IV, XVI, et XX) que l'on a retrouvé le pneumocoque dans les crachats des malades, et dans un de ces cas, celui de Petit, l'autopsie a permis de constater aussi la présence de l'agent spécifique dans le parenchyme pulmonaire hépatisé.

C'est en nous appuyant sur ces données, que nous allons essayer d'établir une explication rationnelle des lésions diverses provoquées chez l'homme par les traumatismes pulmonaires. Les cas de pneumonie lobaire ne nous semblent être autre chose que la réalisation dans l'espèce humaine des expériences faites par Gamaleïa et Platania sur le chien, le mouton et le cobaye. Que l'on

---

(*Giorn. intern. d. sc. med.*, 1889) ; cité par P. Achalme, *De l'immunité dans les maladies infectieuses*, p. 156.

[1] Netter, *Traité de médecine*, t. IV, p. 862.

suppose un individu en bonne santé, recevant une contusion thoracique et se trouvant à ce moment même porteur de pneumocoques dans les voies respiratoires, il fera une pneumonie traumatique à forme lobaire et fibreuse, mais il guérira. Cet homme était-il, au contraire, au moment où il a été frappé, en état de déchéance organique par le fait soit de surmenage, soit de l'alcoolisme, soit d'une tare organique quelconque, la pneumonie, au lieu de guérir facilement, aboutira à l'hépatisation grise et à la mort, de même que, dans les expériences de Gamaleïa, le chien, plus résistant au pneumocoque que le mouton, guérit toujours, tandis que ce dernier succombe fréquemment. Si enfin l'individu traumatisé n'était pas en état d'opportunité morbide, soit parce que l'agent pathogène de la pneumonie faisait défaut chez lui, soit parce que la contusion thoracique unie à la présence du pneumocoque étaient des conditions encore insuffisantes pour vaincre sa puissante résistance organique, cet homme échappera à tout accident pulmonaire, et c'est ce qui arrive heureusement dans le plus grand nombre des cas.

On peut faire d'autres hypothèses qui doivent se réaliser fréquemment dans la pratique. Le sujet en expérience, ne s'agit-il pas là d'une véritable expérience spontanée chez l'homme, n'est pas porteur de pneumocoques, mais il subit un traumatisme intense, il n'y a pas seulement ébranlement, commotion, trouble circulatoire dans le poumon, mais bien une véritable lésion organique. Tout un groupe de lobules avec leur pédicule ont été contusionnés, déchirés; des ruptures vasculaires se sont produites. Il va se passer vraisemblablement ce qui est arrivé dans les expériences de Massalongo, c'est-à-dire qu'il n'y aura pas de véritable pneumonie lobaire, mais que les différents éléments constituants du parenchyme vont réagir, soit pour réparer la lésion primitive dont ils sont le siège, soit pour lutter contre les streptocoques ou les staphylocoques qui ne manquent, pour ainsi dire jamais. Dans ces conditions, bronches et lobules s'enflammeront simultanément et on aura anatomiquement la lésion, comme cliniquement le syndrome de la bronchopneumonie. Ici encore, suivant le degré de résistance, la puissance de réaction du sujet atteint, la maladie évoluera du côté de la guérison, c'est-à dire de la *restitutio ad integrum* ou de la cicatrisation ou, au contraire, du côté de la destruction totale par suppuration diffuse de la portion de parenchyme primitivement traumatisée. Nous ne voulons pas dire du reste que le pneumocoque est toujours absent dans les cas répondant à l'hypothèse que nous venons d'envisager. Ce serait aller trop loin et rien n'est mieux connu aujourd'hui que le rôle considérable joué par cet agent, non seulement dans la pneumonie, mais dans la bronchopneumonie. Il a même été démontré récemment [1] que le pneumocoque était capable de déterminer à lui tout seul la suppuration du poumon. Toutefois, si ce micro-organisme a un rôle des plus importants, il ne semble pas devoir être indispensable et, à ce point de vue, il règne un accord à peu près parfait entre les résultats de l'expérimentation et ceux de la clinique humaine.

La question devient beaucoup moins claire lorsqu'on

[1] V. Griffon, Présence du seul pneumocoque dans la pneumonie lobaire suppurée *(Presse médicale,* 1er août, 1896).

veut se rendre un compte exact de la physiologie pathologique de la pneumonie disséquante. On comprend mal, en effet, chez l'homme, dont le poumon est presque totalement dépourvu de tissu conjonctif développable et dont les lobules pulmonaires sont étroitement soudés les uns aux autres, le mode de formation de cette lésion qui paraît rappeler celle de la « péripneumonie contagieuse» de l'espèce bovine, telle que l'ont fait connaître divers auteurs vétérinaires, et en particulier Ch. Pourcelot dans le *Lyon médical* de 1881[1], et où, d'après ce qu'ont vu Hutinel et Proust, « on est tenté d'admettre une participation active des lymphatiques au processus destructeur ». Nous devons avouer que nous n'avons ici aucun fait précis à articuler et la lésion semble, du reste, aussi rare chez l'homme que la pneumonie lobaire y est fréquente. S'agit-il là d'une infection particulière ? La bacteriologie ne nous a pas renseigné à ce sujet et les recherches expérimentales ne nous ont rien fait voir de semblable. Est-ce une modalité spéciale de la pneumonie à pneumocoques ? Nous ne pouvons mettre ici en avant, et avec beaucoup de réserves, que des hypothèses, en faisant remarquer la différence profonde qui existe entre une pneumonie développée spontanément chez l'homme par infection bronchique et une lésion inflammatoire provoquée par la contusion ou la déchirure du poumon.

Dans le premier cas, le pneumocoque se trouve en présence d'un parenchyme qui, en somme, ne présente au-

[1] Ch. Pourcelot, Considérations sur l'anatomie pathologique de la péripneumonie contagieuse de la race bovine (*Lyon médical* 20 mai, 1881).

cune lésion anatomique, aucune solution de continuité, mais un simple trouble fonctionnel. L'agent pathogène a pu se développer ; mais, lorsqu'il essaie de forcer les portes, le poumon réagit énergiquement et l'exsudat fibrineux, les phagocytes englobent et détruisent le microbe. La lésion reste alors locale et l'agent pathogène n'arrive même pas jusque dans les voies lymphatiques ou, s'il y pénètre, ce n'est que séquestré, atténué et, souvent, déjà mort. Dans le second cas, au contraire, surtout si le traumatisme a été violent et a affaibli déjà par lui-même la résistance organique, s'il s'agit d'un sujet déjà antérieurement débilité, comme c'est le cas dans plusieurs observations cliniques, une porte d'entrée est d'emblée ouverte aux agents de la suppuration qui, immédiatement, alors qu'ils sont actifs et virulents, peuvent pénétrer dans le tissu conjonctif interstitiel et les voies lymphatiques. Les assaillants sont vigoureux, tandis que les défenseurs sont sans force ; les phagocytes succombent et c'est, dès lors, la suppuration qui va se poursuivre tout le long du trajet suivi par les microbes pathogènes. On verra d'abord la lymphangite suppurée, puis la fonte du parenchyme pulmonaire qui aboutira à la formation de ces excavations irrégulières, dans l'intérieur desquelles ne subsistent plus que les parties les plus résistantes, c'est-à-dire les tuyaux bronchiques. Telle est, à notre avis du moins, la manière dont on peut expliquer le mécanisme de la désorganisation totale du poumon, sous l'influence d'un traumatisme extérieur, conception qui, nous le croyons, n'a rien de trop hypothétique.

CHAPITRE VII

DIAGNOSTIC ET TRAITEMENT

La manière dont nous avons envisagé la pneumonie traumatique et les détails dans lesquels nous sommes entré au sujet de ses symptômes et de sa physiologie pathologique, nous permettent d'être brefs sur cette dernière partie de notre sujet et, d'ailleurs, les règles diagnostiques et le traitement reste évidemment les mêmes, ici, dans leurs grandes lignes au moins, que dans les lésions inflammatoires du poumon d'une origine quelconque.

C'est par une auscultation bien faite que l'on reconnaîtra d'abord l'existence d'une lésion inflammatoire du poumon chez un blessé et que l'on pourra ensuite discerner la variété de lésion à laquelle on a affaire (pneumonie lobaire, pneumonie lobulaire, pneumonie à tendance interstitielle). C'est surtout, enfin, par l'examen des signes fonctionnels et des symptômes généraux qu'on pourra prévoir la terminaison heureuse ou fatale de la maladie. Nous croyons qu'il est inutile d'insister là-dessus. Il est un point cependant sur lequel il convient d'attirer l'attention, en raison des progrès réalisés récemment par la chirurgie pulmonaire, c'est celui du diagnostic de la suppuration en foyer du parenchyme. Mais tout le monde sait de quelles difficultés est entouré le diagnostic des abcès du poumon. Sans doute, lorsqu'ils donnent lieu à une vomique et que l'auscultation, pratiquée ultérieurement, laisse découvrir des signes cavitaires en un point limité, ce diagnostic est aisé ; mais il est loin d'en être toujours ainsi et il vaut mieux, du reste, ne pas attendre la vomique pour intervenir. On examinera donc avec soin l'expectoration du malade. Traube, Leyden, etc., ont en effet montré que cette expectoration présente souvent des caractères presque pathognomoniques ; le pus est ordinairement de couleur chocolat, par suite de son mélange avec le sang et renferme des débris de parenchyme pulmonaire, pouvant parfois être reconnus à l'œil nu, mais surtout visibles au microscope. L'examen microscopique y révèle, en outre, la présence de globules de pus, de cristaux d'acides gras et de très nombreux cristaux d'hématoïdine, avec, souvent, des débris ténus du parenchyme pulmonaire. Ces caractères, toutefois, ne sont pas absolument constants et l'expectoration peut être simplement purulente et abondante. Même dans ce cas, le diagnostic sera facilité par la notion du traumatisme antérieur et, pour plus de sûreté, on pourra faire une ponction exploratrice, laquelle est absolument inoffensive et permettra parfois de confirmer les présomptions et de préciser le siège de l'abcès. Cette ponction donnera évidemment des résultats analogues, si au lieu d'un abcès pulmonaire proprement dit, on a affaire à une pleurésie purulente enkystée ou interlobaire ; mais l'erreur serait ici sans importance, tandis que ce qui serait préjudiciable au malade, ce serait de méconnaître l'existence d'une collection purulente, quels que soient, d'ailleurs, sa nature et son siège exacts.

Nous avons déjà eu l'occasion de signaler, sans y insister, les rapports qui existent entre les lésions inflammatoires du parenchyme pulmonaire et sa destruction par la gangrène plus ou moins diffuse. C'est l'intensité et la permanence de la fétidité des crachats, leur fluidité plus grande et leur coloration sale et grisâtre qui pourront faire soupçonner la gangrène ; mais le signe pathognomonique, qui dans celle ci ne fait presque jamais défaut, tandis que jamais on ne l'observe dans les pneumonies ou broncho-pneumonies à crachats fétides, c'est la présence dans l'expectoration de lambeaux sphacélés du tissu pulmonaire. Ces lambeaux exhalent une odeur infecte et sont plus ou moins volumineux, ce qui les distingue des petites parcelles dont nous avons signalé la présence dans le pus des abcès. En outre, suivant la remarque de Traube, reproduite par Strauss, dans un article du *Dictionnaire de Jaccoud*, sur la gangrène pulmonaire[1], dans l'expectoration de l'abcès, les débris du parenchyme « possèdent leurs fibres élastiques intactes et très faciles à reconnaître, tandis qu'elles sont très rares ou totalement détruites, sans doute par une action chimique spéciale, dans les débris de l'expectoration du sphacèle pulmonaire. »

Mais, supposons même le cas où l'examen le plus minutieux n'aurait donné que des résultats négatifs ou incertains, c'est alors qu'on est autorisé à tenter une intervention chirurgicale. Nous ne craignons pas de dire que tout malade, porteur d'un corps étranger intra-pulmonaire, dont l'état général sera grave, qui présentera de la fièvre hectique et une expectoration purulente un

---

[1] J. Strauss, article GANGRÈNE DU POUMON, *Dictionnaire de Jaccoud*, t. XXIX, p. 444.

peu abondante, devra être soumis à un acte opératoire,
d'autant plus que, dans de pareils cas, la tâche du chirur-
gien sera d'ordinaire facilitée par l'existence d'une plaie
thoracique, ayant créé des adhérences pleuro-pulmonaires.
Nous nous déclarons incompétents pour traiter du manuel
opératoire, ce qui, du reste, ne pourrait rentrer que très
indirectement dans notre sujet et nous nous contenterons
de rappeler que, d'après la statistique de Reclus[1], sur
23 cas d'abcès pulmonaires, la pneumotomie a donné
20 guérisons.

En dehors des cas particuliers que nous venons de spé-
cifier, le traitement de la pneumonie traumatique sera
purement médical et ne nécessitera généralement que
l'emploi des moyens hygiéniques (repos, diète) et des to-
niques généraux (quinine, alcool) en usage dans la théra-
peutique de la pneumonie en général. A la période de
début, si les phénomènes de congestion ont une intensité
particulière, on pourra recourir avec avantage aux anti-
phlogistiques locaux, application de sangsues ou de ventouses scarifiées, pour combattre la douleur et la dyspnée;
mais, par contre, pour peu que le malade ait perdu une
certaine quantité de sang au moment du traumatisme et
qu'il présente quelque tendance à l'adynamie, tout traitement dans ce sens est contre-indiqué. Les émissions sanguines générales ont une indication plus restreinte et,
bien que Cahen, par exemple, ait pu citer d'heureux résultats ayant suivi des saignées copieuses, on ne devra y
avoir recours que si les symptômes qu'elles doivent combattre sont très marqués et que l'on est sûr de la résis-

<hr>

[1] Reclus, Congrès de chirurgie, 1895.

tance du malade. Il en est de même des préparations à base d'antimoine qui n'ont que peu souvent leur raison d'être employées et qui, en tout cas, ne devront l'être que prudemment et d'une manière temporaire. Plus tard, bien que leur action puisse encore être discutée, on s'adressera particulièrement aux agents thérapeutiques au moyen desquels on cherche à réaliser l'antisepsie interne ; tels sont l'eucalyptus, le benzoate de soude, la créosote ou l'hyposulfite de soude, qui a été récemment recommandé par Lancereaux, et aux inhalations désinfectantes d'oxygène, d'acide phénique ou de thymol. Enfin on surveillera, de manière à les prévenir par des moyens utiles, l'apparition des diverses complications que nous avons énumérées et on examinera attentivement l'état du cœur, afin de recourir immédiatement, si besoin était, aux médicaments qui ont pour effet de lutter contre son affaiblissement, digitale ou ses succédanés, caféine, etc.

APPENDICE

Observations oliniques.

OBSERVATION I (personnelle).

J. Ch..., quarante-six ans, teinturier, né à Caluire, demeurant à Lyon, entré à l'Hôtel-Dieu le 17 juin 1895, salle Saint-Augustin n° 27, service de M. le professeur Bondet, suppléé par M. le D' Roque, agrégé; interne du service, M. Gauthier.

Pas d'antécédents héréditaires; père mort en huit jours d'une angine; mère vivante, en bonne santé.

Comme antécédents personnels, rougeole dans l'enfance, variole à quinze ou seize ans; aucune autre maladie.

A fait trois ans de séjour en Afrique pour son service militaire. Marié, n'a pas d'enfants; sa femme n'a jamais eu de fausse couche. Il n'a jamais toussé et ne s'enrhume pas les hivers.

Il y a sept mois, il fit un premier séjour à l'hôpital, dans le même service, mais pour une affection n'ayant aucun rapport avec celle qu'il présente aujourd'hui. Il semble, en effet, d'après ce qu'il raconte, car l'observation n'a pu être retrouvée, qu'il eut à cette époque, une névrite du cubital. Il avait des fourmillements et des douleurs à la partie interne de l'avant-bras droit et dans les deux derniers doigts de la main du même côté, avec une légère parésie de ceux-ci. Il dit même avoir eu de l'anesthésie au contact dans cette même région. Cette affection semble se rattacher à sa profession de teinturier qui le force à passer la journée les mains dans l'eau. Elle dura deux mois et il sortit guéri.

Il y a huit jours, c'est-à-dire le mardi 11 juin, il fit une chute sur le côté droit, en tombant sur le rebord d'une *barque* (espèce de grande cuve à teinture). Il éprouva aussitôt une vive douleur. Il n'eut pas de frisson, ni de point de côté, mais cracha immédiatement du sang, la valeur d'un demi-verre, environ. Le lendemain, il eut des crachats colorés, *jaunes d'or*, dit-il, assez épais et un peu fétides. L'expectoration garda ces caractères pendant trois jours.

A l'entrée, état général grave, facies grippé, sueurs visqueuses, fétides, haleine également fétide, langue sèche. T. $= 39°8$, R. $= 60$, P. $= 78$. Urines rouge foncé, avec un disque abondant d'albumine.

A l'examen du malade, on note au thorax une double fracture de côte; en arrière, en effet, au niveau de la neuvième côte droite, il y a de la crépitation perçue au doigt et à l'auscultation et, en outre, sur la ligne axillaire, en un point limite, la dixième et la onzième côtes sont mobiles et douloureuses.

A la percussion, matité franche de la pointe de l'omoplate au sommet et submatité dans le tiers inférieur. Les vibrations sont conservées dans le tiers inférieur et augmentées dans les deux tiers supérieurs.

A l'auscultation, à droite, double souffle intense, du sommet à la partie moyenne du tiers inférieur. Ce souffle a un caractère tubaire très prononcé. On cherche, sans y réussir, en pratiquant la succussion hippocratique, à déterminer du clapotage, tant il ressemble à un souffle cavitaire. Dans le tiers inférieur, la respiration est normale. Au niveau de la huitième côte, on perçoit un peu de frottement et, pendant la toux, dans l'aire du souffle, des râles humides, fins, inspiratoires. Du côté opposé, respiration supplémentaire, sonorité conservée.

En avant, submatité à la percussion ; à l'oreille, râles crépitants et souffle intense au sommet, à timbre tubaire. Ce souffle s'entend, particulièrement intense, dans l'aisselle. Tympanisme dans le tiers inférieur, mais on y entend la respiration et les vibrations s'y transmettent bien.

19 juin. — Les crachats ne sont plus fétides et la fétidité de l'haleine semble diminuer un peu. Etat général toujours grave; langue sèche. P. $= 100$, R. $= 60$.

21 juin. — Mort, sans autres phénomènes spéciaux. L'expectoration avait repris quelque temps avant la mort des caractères plutôt pneumoniques, avec des crachats peu abondants, visqueux et adhérents.

Autopsie. — Pratiquée le lendemain 22 juin, par M. le Dr Bret, chef des travaux, qui a bien voulu nous communiquer les renseignements suivants :

Au thorax, adhérences molles au tiers supérieur du *poumon droit*. Quelques grammes de liquido dans la plèvre de ce côté. Emphysème assez marqué de la languette antérieure du lobe inférieur du poumon droit.

Hépatisation *grise* typique de tout le lobe supérieur. Une grande quantité de pus s'échappe de la surface de section du parenchyme. Hépatisation *grise* également du lobe moyen. Hépatisation *rouge* du lobe inférieur; mais on fait sourdre du pus, par pression de cette partie du poumon. Il faut noter que les lobes adhèrent faiblement entre eux et que, nulle part, on ne constate de tractus fibreux parcourant la surface du parenchyme.

Dans le *poumon gauche* on trouve, au lobe supérieur, un gros noyau induré, de la grosseur d'une petite orange, occupé par de gros tubercules fibreux, du volume d'un gros pois. Tout autour, le parenchyme pulmonaire est sclérosé et crie sous le scalpel.

Il existe à *droite* une fracture de la neuvième côte et une double fracture des dixième et onzième en arrière, vers l'angle postérieur des côtes et, en avant, à 3 ou 4 centimètres de l'articulation chondro-sternale.

Au *cœur*. — Pas d'altération visible.

Reins. — Volumineux (pesant 170 et 175 gr.), avec teinte grisâtre et aspect gras de la substance corticale.

Examen histologique. — L'examen au microscope des portions grises du poumon droit permet de constater les altérations caractéristiques de l'hépatisation grise ; le damier alvéolaire est à peine visible, les alvéoles sont entièrement comblés par un exsudat cellulaire, en voie de transformation granuleuse et purulente. Les parois des alvéoles présentent un épaississement qui est dû, d'une part, à l'ectasie des capillaires très apparents et, d'autre part, à une infiltration très abondante d'éléments purulents. Le contenu alvéolaire est constitué, en majeure partie, par un exsudat granuleux provenant de la désintégration cellulaire, au milieu duquel on distingue à peine quelques noyaux très difficilement colorables. Le reste de la cavité présente un assez grand nombre de leucocytes polynucléaires, à noyaux fragmentés. Ces noyaux, nettement colorables, se trouvent au nombre de trois ou de quatre environ, au sein d'une masse de protoplasma peu abondante. Cet exsudat se retrouve, avec les mêmes caractères, au sein des travées interlobulaires. Celles-ci offrent d'énormes trajets lymphatiques, remplis de leucocytes polynucléaires, de cellules granuleuses à noyaux non colorables et enfin de matière granuleuse. Ces lymphatiques dessinent très exactement sur les coupes les limites lobulaires. En résumé, *hépatisation grise avec lymphangite très caractérisée.*

Les reins, examinés au microscope, montrent une dégénérescence assez avancée des cellules épithéliales des tubes contournés.

OBSERVATION II

(Due à la bienveillance de M. le Dr Gangolphe.)

Dans le courant de l'été 1883, on apporta dans le service de M. le professeur Ollier, où M. le Dr Gangolphe était alors chef de clinique, un homme d'une quarantaine d'années, vigoureux, qui avait plusieurs côtes fracturées. Cet homme crachait du sang, présentait de l'emphysème sous-cutané et tous les signes qui accompagnent d'ordinaire les fractures de côtes. Le quatrième ou le cinquième jour, il fut pris de frisson, de dyspnée plus forte, avec température dépassant 39 degrés. Au point de vue respiratoire, on percevait tous les caractères de la pneumonie. Au bout de quelques jours, ces symptômes tombèrent et la résolution se fit. Le malade guérit très bien.

Observation III

(Due à la bienveillance de M. le Dr Gangolphe.)

Un des agents de police blessé dans la bagarre de la rue Pouteau, en 1888, fut admis dans le service de M. le Dr Gangolphe, suppléant alors M. le professeur Poncet, salle Saint-Louis, pour un coup de feu reçu dans le côté gauche de la poitrine. La blessure du poumon était évidente. Gêne respiratoire et hémoptysies peu abondantes, mais répétées. Un peu de pneumothorax. Pansement antiseptique à la gaze iodoformée; pas d'exploration du trajet. Au bout de quelques jours, le malade prit de la température, sa respiration parut plus gênée et enfin, sans qu'il se soit présenté aucune indication locale pour intervenir, il finit par succomber à des phénomènes nettement infectieux, ayant pour point de départ la plaie du poumon. Il n'y avait pas trace d'épanchement purulent dans la plèvre, mais le malade crachait du pus. L'autopsie démontra en effet la présence d'une suppuration diffuse autour du projectile qui se trouvait au voisinage du hile du poumon.

Dès son entrée, le malade avait été soumis à l'action des antiseptiques, créosote, benzoate de soude et baume de tolu.

Observation IV

(D'après Montgour, *Archives cliniques de Bordeaux*, 1894.)

Thomas C..., quarante-quatre ans, terrassier, entre à l'hôpital Saint-André, le 11 septembre 1894, dans le service de M. le Dr Londe, suppléé par M. le Dr Montgour.

Antécédents héréditaires sans intérêt. Comme antécédents personnels, une première pneumonie à vingt et un ans, une seconde à vingt-huit ans et une troisième en juillet 1894, toujours à la suite de refroidissements. Pas d'alcoolisme, pas de syphilis.

Le malade est entré à l'hôpital à la suite des circonstances suivantes : le samedi 8 septembre, il reçut une contusion au niveau de la paroi thoracique postérieure droite, ayant été heurté violemment par un madrier porté à bras d'homme. Il put cependant continuer son travail, mais, dans la nuit, il commença à sentir de la gêne respiratoire dans les grands efforts d'inspiration. Fatigué, mal en train, il se jeta sur son lit dans la journée de dimanche, s'endormit et au réveil éprouva un accablement général, avec augmentation de la dyspnée.

Le jour de son entrée, on constate les symptômes suivants : facies vultueux, anxiété respiratoire, violente douleur dans toute la région thoracique droite, au niveau de laquelle on ne trouve même pas trace de contusion.

Langue grillée, anorexie absolue, soif vive. Température : 38°6 et 39°8. Submatité en arrière dans la partie inférieure du poumon droit; sonorité normale à gauche. A droite, léger souffle bronchique et quelques râles sibilants au niveau de la zone de matité.

Dans les parties supérieures, râles muqueux, sibilants et ronflants. A gauche, on perçoit quelques sibilances dans toute l'étendue du poumon.

Le 12 septembre, aggravation de l'état général. T. = 39°0 et 39°9.

Anxiété respiratoire plus prononcée. A droite, à la place du souffle, râles crépitants fins, bronchophonie et égophonie. Matité complète.

Les râles muqueux, sibilants et ronflants persistent dans les zones où on les entendait la veille ; ils sont plus nombreux et constituent un véritable bruit de tempête.

Le 13 septembre, température 38°7 et 39 degrés. Retour du souffle au niveau de la base droite. Pour la première fois apparaît l'expectoration; les crachats sont visqueux, adhérents au fond du vase et nettement rouillés. On y trouve *une grande quantité de pneumocoques et quelques streptocoques, mais très rares.*

Toux quinteuse et tellement fatigante qu'on fait au malade une injection de 1 centigramme de chlorhydrate de morphine.

Le 14 septembre, chute brusque de température : 37°6 et 37°4.

Amélioration de l'état général. Disparition du point de côté. Gêne respiratoire à peu près nulle. A l'auscultation, le souffle bronchique est remplacé par des râles sous-crépitants. Dans le reste du poumon, quelques ronchus disséminés.

Le 15 septembre, on ne perçoit plus que quelques râles sous-crépitants au niveau du siège de la contusion.

La guérison s'achève régulièrement. Les crachats furent examinés de nouveau le 20 septembre. On y trouve surtout des streptocoques et quelques rares pneumocoques.

Le malade quitte l'hôpital le 21 septembre.

OBSERVATION V

(D'après C. Genin, *Arch. de méd. et de chir. militaires*, 1894.)

Le nommé P..., vingt et un ans, cavalier au 12e cuirassiers, sans antécédents personnels ni héréditaires, entre à l'hôpital de Lunéville, le 26 mars 1893.

Le 24 mars, à la voltige, il se contusionna violemment sur sa selle la paroi thoracique, dans la région axillaire droite, au niveau des cinquième et sixième espaces intercostaux.

L'examen pratiqué aussitôt après l'accident ne révéla aucune lésion grave apparente. Pas de fracture de côte, pas d'hémoptysie.

Transporté à l'infirmerie, le blessé accusa dans la journée une violente douleur au niveau de la contusion. Légère dyspnée. Température prise huit heures après l'accident, 40 degrés. Pas de frisson. L'auscultation ne révèle aucun bruit anormal.

25 mars. — La douleur au point contus, aussi violente que la veille, est exaspérée par les mouvements d'inspiration et par la palpation ; mais il n'existe pas de véritable point de côté.

L'auscultation, difficile à pratiquer en présence de ces signes fonctionnels, ne laisse percevoir qu'une diminution du murmure respiratoire, que nous croyons en rapport avec l'immobilisation au maximum du côté blessé. T. matin, = 38°6 ; soir, 40 degrés.

26 mars. — A la visite du matin, mêmes symptômes douloureux. La percussion est impraticable à cause de la douleur. A la palpation, augmentation des vibrations thoraciques. A l'auscultation, légère résonance de la voix basse, mais ni souffle, ni bronchophonie. Expectoration blanche, visqueuse, non caractéristique.

A la contre-visite du soir, le malade présente nettement le facies d'un pneumonique. La dyspnée s'est accentuée et l'expectoration se traduit par quelques crachats rouillés. On entend alors, en même temps qu'un souffle léger et localisé, des râles crépitants et sibilants, mais peu nombreux. Pectoriloquie aphone ; mais pas de bronchophonie. T. matin = 39°5 ; soir, 40°4.

Piqûre de morphine, pour calmer la gêne respiratoire.

27 mars. — Diminution de la douleur au point contus, respiration plus libre, crachats rouillés abondants. L'exagération des vibrations thoraciques et le souffle ont disparu. Râles sous-crépitants aussi nombreux que les sibilances. T. matin = 38°6 ; soir, 39°8.

L'amélioration se continue régulièrement dans les jours qui suivirent, en parcourant les étapes d'une pneumonie bénigne, mais la chute de la température, au lieu de survenir par crise, se fit par *lysis* et n'atteignit 37 degrés, que le 1er avril, au matin.

A cette date, on n'entendait plus aucun râle humide, mais quelques frottements pleuraux limités à la portion de plèvre sous-jacente à la région contuse.

Convalescence régulière. Le malade quitte l'hôpital le 11 avril. L'auscultation à ce moment ne révèle plus aucun bruit anormal.

OBSERVATION VI

(D'après Paterson, *The Lancet*, 20 janvier 1894.)

Le nommé H..., âgé de quarante-sept ans, fut admis au « Cardiff Union Hospital » dans le service du Dr Sheen, le 23 juin 1889. Ancien soldat, ayant servi aux Indes, il travaillait actuellement dans une ferme. Le 18 juin, cinq jours avant son admission, il tomba du haut d'une meule de foin et, dans la chute, son côté gauche porta violemment contre une charrette située au-dessous. L'accident arriva environ à 6 heures du soir ; la douleur l'empêcha de continuer son travail et il rentra à la maison. Pendant la nuit, il ne put se reposer et le lendemain, à 9 heures, lorsqu'il voulut aller à son travail, il fut pris d'un grand frisson, qui le força à s'arrêter.

Avant l'accident, sa santé était bonne et il n'était pas buveur. La douleur du côté alla en augmentant et le jour de son entrée à l'hôpital il toussait. Je le vis pour la première fois le 24 juin, il ressentait alors une forte douleur du côté gauche au-dessous du mamelon et la toux était incessante. L'expectoration était rouillée, mélangée de sang, T. = 101°4 Fahrenheit ; P. = 116 ; R. = 34. Sensibilité à la pression des côtes inférieures du côté gauche, sans aucune crépitation. Diminution notable de la sonorité au niveau du lobe inférieur du poumon gauche, avec souffle tubaire et fine crépitation. On ordonna du salicylate de soude, mais le délire s'établit et la médication dut être arrêtée le deuxième jour.

26 juin. — Quatre jours après son admission, on applique avec grand bénéfice, une vessie de glace sur la tête.

30 juin. — La température tomba à 100 degrés. P. = 92 ; R. = 32. Le patient allait mieux. La douleur de côté avait diminué et un examen plus complet que celui qui avait été fait au début montra une mobilité anormale de la huitième et de la neuvième côtes, avec une faible crépitation. Un bandage de corps fut appliqué. Au poumon, on commençait à entendre la crépitation de retour et, le jour suivant, la température tomba à la normale. Le patient se plaignit alors de gêne buccale, qui provenait d'une forte attaque d'aphtes intéressant la totalité de la bouche, la langue, toute l'étendue du palais et le pharynx.

6 juillet. — Le malade se trouvait plus fatigué ; la température montait à 102 degrés.

8 juillet. — Le délire avait reparu ; la bouche et la gorge étaient rouges brillantes et douloureuses. Le pouls était à 118 et la respiration à 40, tandis que des signes d'envahissement apparaissaient au niveau du lobe inférieur du poumon droit. L'état alla en empirant et le malade mourut le 10 juillet au matin.

L'autopsie montra un décollement des cartilages des huitième et neuvième côtes gauches, au niveau de l'articulation chondro-costale. Au poumon, il y avait une induration complète du lobe inférieur gauche, avec, à la coupe, les signes de l'hépatisation rouge. A la face postérieure, il y avait une légère adhérence récente, facilement détruite, tandis qu'à la face antérieure, la plèvre sous-jacente aux côtes fracturées n'était absolument pas altérée. Il n'y avait aucun signe de contusion. Le poumon droit présentait une hépatisation récente de son lobe inférieur.

OBSERVATION VII

(D'après Paterson, *loc. cit.*)

Le nommé H..., âgé de cinquante-deux ans, entra au Cardiff-Union-Hospital, le 28 février 1891. Il racontait que, environ quinze jours avant, pendant qu'il marchait le long d'une route dans l'obscurité, il trébucha et tomba lourdement, son épaule droite buttant le sol avec une grande force. Au bout de quelques jours, il ressentit des douleurs dans les épaules et dans le côté droit et eut quelques frissons. La douleur alla en augmentant et il dut garder le lit. Peu de jours avant son admission à l'hôpital, les symptômes s'aggravèrent et il se mit à cracher du sang.

Quand je vis le malade pour la première fois, le 1er mars, la dyspnée était intense, 40 respirations, la toux fréquente, l'expectoration fortement teintée de sang. T. = 102 degrés. P. = 100, facilement dépressible. A l'examen, matité des lobes supérieur et moyen du poumon droit, avec souffle tubaire, sans crépitation. Du côté gauche, dans la région sus-mammaire, la résonance était diminuée avec souffle tubaire et fine crépitation. Douleur vive dans toute cette région. Il n'y avait aucun signe de traumatisme du côté droit.

Le troisième jour, les signes d'induration étaient plus marqués dans le lobe supérieur gauche et l'expectoration était presque franchement sanglante. Le jour suivant, la zone de matité avait augmenté et le cœur était plus faible, comme le traduisait le pouls. On entendait de gros ronchus et des râles dans les deux poumons.

Le patient succomba le soir du jour suivant.

Autopsie. — On trouva dans le péricarde une légère quantité de liquide et, par places, la surface séreuse était recouverte d'un léger enduit. Au poumon droit, il y avait une adhérence récente et complète au niveau des lobes supérieur et moyen, et au-dessous, la cavité pleurale contenait 1 pinte et demie de sérosité trouble. Les lobes supérieur et moyen et et la portion voisine du lobe inférieur étaient indurés. La portion supérieure était pâle et avait tout l'aspect de l'hépatisation grise. La base était œdémateuse et spongieuse. Du côté gauche, le lobe supérieur était à l'état d'hépatisation rouge, le lobe inférieur fortement congestionné et œdémateux Le foie était gros et gorgé de sang ; les reins étaient aussi congestionnés ; la rate était grosse et molle.

OBSERVATION VIII

(D'après Paterson, loc. cit.)

Le nommé H..., âgé de soixante-six ans, fut admis au Cardiff-Union-Hospital' le 24 février 1892. Cet individu de faible constitution avait été atteint huit ans auparavant d'une hémiplégie droite et souffrait depuis longtemps d'une légère dyspnée d'effort. Le soir du 20 février, quatre jours avant son entrée, il butta contre un morceau de neige durcie et son côté gauche vint porter sur le bord du trottoir ; la secousse fut très forte. Le lendemain matin, il se mit à frissonner et le soir ressentit un point de côté à gauche. A son entrée, il paraissait très malade. La température était de 101°4, le pouls petit et irrégulier. A l'examen, matité au niveau du lobe inférieur du poumon gauche, avec souffle tubaire et fine crépitation, et, dans la région axillaire, frottements. Ronchus aux deux bases. Herpès récent de la lèvre supérieure. Les bruits du cœur était faibles et mal entendus. On prescrivit d'abondants stimulants.

Le 28, l'état s'était beaucoup amélioré ; le pouls était plus fort et on n'entendait plus de ronchus.

Le jour suivant, la température monte à 101 degrés, le pouls à 108 et la respiration à 44.

2 mars. — On entendit du souffle tubaire et une fine crépitation au-dessous du mamelon droit.

Cinq jours plus tard, l'état s'était de nouveau amélioré ; le côté droit s'éclaircissait, mais les signes persistaient à la base gauche.

14 mars. — Le malade était retombé dans la prostration et exigeait une forte stimulation. Trois jours après, un abcès se formait dans la fosse ischio-rectale. Le pus s'écoula par un ancien trajet et l'état du patient s'améliora.

4 avril. — Le malade était debout depuis plusieurs jours et la température était normale depuis quelque temps ; toutefois, il persistait à la base gauche de la matité et, en certains points de la région, on pouvait encore entendre du souffle tubaire et de la crépitation.

Nota. — Les caractères de cette observation semblent un peu différents de ceux signalés dans les autres cas de pneumonie traumatique, mais Paterson a fait lui-même quelques *réflexions* à ce sujet. « Il n'est pas nettement établi, dit-il, que le malade fut auparavant dans un excellent état de santé, et l'apparition rapide de la maladie n'est pas en contradiction avec l'idée qu'il s'agirait d'une pneumonie déjà en cours. Peut-être le froid ou une autre circonstance a-t-il été la cause première de la maladie et le traumatisme n'a-t-il qu'une fausse importance. »

Observation IX

(D'après Paterson, *loc. cit.*)

Le nommé H..., âgé de trente-huit ans, fut admis au Cardiff-Union-Hospital, le 1er juin 1892, se plaignant d'un traumatisme reçu au côté droit. Un peu plus d'une semaine auparavant, en creusant une fosse dans du gravier, il avait été renversé par la

chute d'une grande quantité de terre et contusionné fortement au
côté droit. Il s'arrêta de travailler et rentra à la maison. Le quatrième jour, la douleur de côté augmenta, il eut un frisson et,
depuis ce temps, il dut garder le lit. Suivant lui, il était en excellente santé avant son accident, auquel il attribue sa maladie.

A l'entrée, il souffrait d'un violent point de côté à droite et avait
une grande gêne respiratoire. Le soir, il eut un peu de délire. La
matité s'étendait à la totalité du poumon droit, excepté au sommet.
A la base, en avant et en arrière, souffle tubaire et fine crépitation
Au sommet, on entendait aussi des râles fins. Expectoration
rouillée, un peu mélangée de sang. Les jours suivants, le délire
fut prononcé et le sommet droit devint tout à fait mat.

5 juin. — Apparurent des signes de faiblesse cardiaque, avec
œdème pulmonaire et, en dépit d'une forte stimulation, le malade
mourut le jour suivant. L'autopsie montra une induration complète
du poumon droit, au stade de l'hépatisation rouge, avec, dans la
plèvre, un épanchement abondant et quelques adhérences récentes
à la base. Il n'y avait aucune trace extérieure de traumatisme. Les
côtes étaient intactes.

OBSERVATION X

(D'après Magdongall, *The Lancet*, 20 juin 1891.)

J. J..., homme d'âge moyen, tombe d'un échafaudage élevé et,
en tombant, est projeté sur le côté gauche. Vu peu de temps après
le traumatisme, il présente une large ecchymose du côté gauche
du thorax, mais sans signes évidents d'une fracture de côte. Dyspnée violente et douleur vive, distention respiratoire incomplète
du côté traumatisé. Le malade dit avoir expectoré un peu de sang
immédiatement après sa chute. Le jour suivant, il souffrit encore
beaucoup du côté gauche, mais il était moins gêné pour respirer.
Le poumon droit, examiné alors avec soin, ne présentait aucun
signe anormal, sauf de l'exagération du murmure respiratoire. La
température monta, toutefois, subitement le soir à 103; et, le lendemain matin on découvrit *à la base droite* un petit foyer de

râles crépitants, avec une légère matité à la percussion. Il y eut aussi alors quelques crachats rouillés et une légère augmentation de dyspnée.

Cette pneumonie suivit une marche normale et se termina le cinquième jour. La matité ne fut jamais très prononcée, et l'expectoration fut peu abondante.

Huit jours après l'accident, tous les symptômes morbides avaient disparu.

OBSERVATION XI

(D'après Macdongall, *loc. cit.*)

A. H..., homme fort, bien musclé, fut atteint au côté droit de la poitrine par la roue d'un char lourdement chargé. Cinq côtes, au moins, furent fracturées, dont la troisième. Emphysème considérable, léger pneumothorax, hémoptysie abondante et violente dyspnée. Ce dernier symptôme disparut rapidement et, pendant vingt-quatre heures, le malade alla assez bien. A la visite du lendemain matin, il avait beaucoup de fièvre (103 degrés Fahr.) avec un pouls plein et fort. Il était secoué par une toux incessante et respirait avec grande difficulté. Il était impossible de faire un examen complet de la partie antérieure du thorax; mais en arrière, on trouva à la percussion, dans un espace étendu, une diminution très nette de la sonorité et, à l'auscultation, une respiration rude et des râles bronchiques. Vu, peut-être, la brièveté des mouvements respiratoires, les râles sous-crépitants n'étaient pas perceptibles. Une abondante saignée au bras produisit immédiatement une grande amélioration. Le soir, la température baisse de 2 degrés, et le lendemain matin elle était encore plus basse. Moins de vingt-quatre heures après la saignée, elle redevint normale. Deux ou trois jours plus tard, il restait encore évidemment un certain degré d'induration pulmonaire, mais certainement pas d'hépatisation franche.

Observation XII

(D'après Macdongall, *loc. cit.*)

Un homme de trente-deux ans, vigoureux, de constitution athlétique, fut, dans une collision de chemin de fer, projeté avec beaucoup de violence contre une pièce de bois, qui l'atteignit au côté gauche, au-dessous de l'angle de l'omoplate. Il resta pendant quelque temps plongé dans un collapsus profond, puis il eut une grande dyspnée et une douleur intense dans la région traumatisée. L'examen ne révéla aucun signe évident de fracture de côte, mais, dans toute cette région, la percussion donnait un son notablement sourd. Le poumon gauche semblait se distendre peu dans l'inspiration, et les bruits respiratoires y étaient plus faibles que du côté droit.

Quand il revint à lui, il commença à expectorer du sang rouge et spumeux, et cette expectoration, qui prit graduellement une teinte plus sombre, continua pendant une semaine environ. Durant plusieurs heures, l'asphyxie fut imminente ; elle était due, en partie, à l'affaiblissement des mouvements du cœur. Cette situation une fois passée, on put examiner la poitrine. Il y avait alors de la sonorité sur une hauteur de 2 pouces à la base et sur tout le poumon au-dessus de la troisième côte. Entre ces deux points, au niveau du traumatisme, il y avait, à la percussion, une matité presque complète et, à l'auscultation, l'absence des bruits respiratoires. On admit qu'il s'agissait d'une apoplexie pulmonaire, résultant probablement d'une rupture du poumon.

Trois jours après l'accident, la température commença à monter graduellement et, le sixième jour, elle atteignit 103 degrés. Comme état local, on pouvait noter alors une matité de toute la portion moyenne et inférieure du lobe, du souffle tubaire avec des rouchus bronchiaux, et une expectoration abondante de caillots noirs et fragmentés.

Le huitième jour, la température commença à baisser ; mais le

malade ne devint apyrétique qu'au bout d'environ une semaine,
pendant laquelle la matité disparut tardivement, tandis que les
râles bronchiaux et la crépitation le faisaient plus rapidement. La
convalescence fut lente et pénible et, trois mois après le traumatisme, les médecins qui l'examinèrent admirent qu'il existait une
modification interstitielle, probablement la formation d'un tissu
cicatriciel au niveau de la portion moyenne de la troisième côte
gauche.

OBSERVATION XIII

(D'après Macdongall, *loc. cit.*)

L, nommé J. H..., âgé de cinquante ans, vigoureux, reçut, dans
une querelle, un coup de poignard, et fut admis dans mon service
à Cumberland Infirmery. Le shock était considérable, la blessure
était une plaie par instrument tranchant d'une longueur d'environ
3 pouces, dans le sixième espace intercostal, au niveau juste
de l'angle des côtes. L'hémorragie était abondante, et sa source en
était la section du poumon. L'incision laissait, en effet, aisément
voir cet organe monter et descendre dans les mouvements respiratoires. Il y avait un certain degré de *pneumothorax*, et un peu
de matité à la base, due, sans doute, à un épanchement de sang
dans la plèvre. La blessure fut recouverte par un mince pansement antiseptique, le malade fut couché de manière à rendre la
plaie déclive, pour assurer le drainage, et toutes les précautions
furent prises pour maintenir, si posssible, la tension vasculaire
abaissée.

Vingt-quatre heures après, quand l'écoulement sanguin eut
cessé, on fit l'occlusion de la plaie. Le jour suivant, douleur dans
le côté, légère ascension de la température (100 degrés), expectoration un peu rouillée, râles au niveau des grosses bronches, dans
la partie inférieure et latérale du poumon gauche. Tous ces signes
en rapport avec une légère pneumonie dans le voisinage immédiat
de la blessure pulmonaire disparurent en trois jours, et quand,
trois semaines après son admission. le malade quitta l'hôpital,
l'état de la poitrine était entièrement normal.

Observation XIV

(D'après Macdongall, *loc. cit.*)

Un jeune homme, le nommé L. D., reçut un coup de couteau dans le côté gauche de la poitrine. Il tomba de suite dans un état syncopal, sans qu'il y eût d'hémorragie externe, mais seulement dyspnée transitoire et hémoptysie. Le couteau avait pénétré dans le troisième espace intercostal à environ 1 pouce et demi en dehors du sternum. Pas d'épanchement pleural ; pouls très bon. On pratique l'occlusion antiseptique de la plaie.

Vingt-quatre heures après le traumatisme, le malade se plaignit de sensation de froid ; le pouls devint fréquent (110) et la température monta à 101 degrés. Légère hémoptisie, mais pas de dyspnée. A l'auscultation, on entendait de forts râles de bronchite et, au sommet gauche, quelques fins râles crépitants, plus marqués en avant. Le jour suivant, l'hémorragie cessa complètement, mais il y avait une toux sèche, des crachats rouillés et un état fiévreux (T. = 101 degrés, P. = 100, R. = 30). Râles crépitants dans le lobe supérieur du poumon, sans matité marquée.

L'état resta sans changement pendant les trois jours suivants, lorsque, le sixième jour après le traumatisme, la température commença à baisser et, le dixième jour, la fièvre avait totalement disparu. Le poumon retrouva graduellement sa perméabilité et la guérison se fit très bien.

Observation XV

(D'après Heimann, de Helle, *Berliner klin Wochenschrift.*, 8 octobre 1890.)

Le nommé A. G., cinquante-six ans, ayant joui d'une bonne santé antérieure tomba, le 19 octobre au soir, dans l'escalier d'une maison, d'une hauteur de dix marches et se contusionna violemment le côté droit. Il put cependant, avec l'aide de quelqu'un, retourner à pied dans sa demeure qui ne se trouvait pas éloignée. Dans le courant de la nuit, la douleur augmenta et le lendemain, lorsque j'examinai le malade, je pus constater une contusion au niveau du sacrum et de la hanche du côté droit, ainsi qu'au thorax du même côté. Le malade ressentait des douleurs violentes dans tout le membre inférieur et était dans l'impossibilité de faire aucun mouvement actif dans son lit. Le thorax avait été moins violemment atteint ; il était cependant douloureux à la pression dans toute la région s'étendant entre la sixième et la huitième côte droites. On ne trouva pas de fièvre.

24 octobre. — Les douleurs au niveau du sacrum paraissent avoir diminué et les mouvements de la hanche sont plus faciles, sous l'influence du traitement approprié ; mais le malade se plaint d'un violent point de côté à droite, de soif vive et de dyspnée intense. La température prise sous l'aisselle est de 40 degrés. A la percussion, il y a, à droite, en bas et en arrière, jusqu'à la ligne axillaire, une matité absolue, de la largeur de la main. A l'auscultation, on entend une respiration bronchique, avec quelques râles sonores et un fort frottement pleurétique. Le reste du poumon est sain. L'expectoration est blanchâtre, par moments sanguinolente.

Cet état se prolongea jusqu'au 2 novembre où, pour la première fois, la température fit une chute marquée. Elle remonta cependant le soir, et cela pendant encore plusieurs jours, jusqu'à 39 degrés et 39°5.

6 novembre. — Accompagné de divers symptômes de collapsus, se manifeste un certain degré d'œdème pulmonaire, qui fut combattu avec succès par les préparations de camphre.

9 novembre. — La matité paraît avoir un peu diminué d'étendue et être un peu moins absolue qu'au début. Les râles sonores sont plus nombreux. Dans le reste du poumon, le murmure vésiculaire est, en grande partie, masqué par des ronchus et par des sibillances. Les signes pleurétiques persistent. L'expectoration est encore de temps à autre un peu sanguinolente. Le soir, la température s'élève encore un peu. A partir de ce moment la résolution

fit de rapides progrès; l'expectoration persista pendant une huitaine de jours pour disparaître ensuite complètement.

7 décembre. — Le malade se plaint toujours d'un peu de gêne respiratoire pendant les efforts; mais la respiration est nette sur toute la hauteur. On entend, toutefois, encore un peu de frottement pleurétique, sur la ligne axillaire, au-dessus de la septième côte.

OBSERVATION XVI

(D'après Sokolowsky, de Varsovie, *Ber. klin. Wochens.* 30 septembre 1889.)

Un jeune garçon de quatorze ans, le nommé K..., fut, le 1er novembre 1886, apporté sans connaissance à l'hôpital. D'après les dires de sa mère, il avait été, deux jours auparavant, frappé violemment à la tête et à la poitrine par deux jeunes gens plus âgés que lui. Il ne perdit pas alors connaissance et put revenir seul à la maison; mais il se plaignit de fortes douleurs de tête, particulièrement dans le voisinage de l'oreille droite. Le même jour, il eut quelques vomissements. Le lendemain, son état s'aggrava, il ne put rester levé et se mit à délirer. C'est dans cet état qu'il entra à l'hôpital. L'examen donna les renseignements suivants : jeune homme de corpulence moyenne, presque privé de connaissance et, par moments, délirant à haute voix. Ni sur la tête, ni ailleurs, on ne peut constater de lésion extérieure. D'après les anamnestiques, je prévois l'apparition d'une méningite aiguë. J'ordonne des sangsues et une purgation énergique. Pendant tout le reste du jour, la perte de connaissance et le délire persistèrent. Tous les aliments et les médicaments furent vomis.

Le lendemain, la température était de 38 degrés et le pouls de 120 ; la perte de connaissance et les vomissements persistent. Les pupilles réagissent normalement. Le soir, T. = 39°8.

19 novembre. — C'est-à-dire le troisième jour de la maladie, la température est de 39°2, le pouls à 120. La connaissance revient peu à peu. Le malade se plaint de fortes douleurs à la tête et au-

devant de la poitrine. Le soir, T. = 40 degrés. Le soir et pendant la nuit, le malade a une toux très sèche.

20 novembre. — Le malade, à moitié dans son bon sens, accuse de violentes douleurs au niveau du mamelon droit et cette région est très sensible à la pression. Toux sèche qui fait qu'on examine le thorax. Matité dans la fosse sus-épineuse droite. Respiration bronchique, bronchophonie et nombreux petits râles humides, ce qui fait diagnostiquer une inflammation aiguë du sommet du poumon droit, au stade d'hépatisation. L'expectoration n'a pas été examinée. Les autres parties du poumon sont normales. Le soir, T. = 40 degrés.

21 novembre. — Le malade a toute sa connaissance. T. = 38°8. Mêmes signes physiques dans la région sus-épineuse droite. On entend, en outre, sous la clavicule, des râles secs, avec un murmure vésiculaire presque inappréciable. Pas d'expectoration. Le soir, T. = 38°2.

22 novembre. — Le matin, T. = 38°2 ; le malade a beaucoup déliré la nuit. Au sommet du poumon droit, en avant et en arrière, respiration bronchique et râles humides.

Dans l'expectoration muco-purulente que le malade a aujourd'hui rejetée en petite quantité, on trouve de la fibrine et des cellules de pus, ainsi que des diplocoques. Le diagnostic de pneumonie fibrineuse se trouve ainsi vérifié. Le soir, le malade délira encore un peu, bien qu'il n'eût plus de fièvre.

Le lendemain, la fièvre disparut complètement et la connaissance resta dès lors intacte. Les signes physiques disparurent l'un après l'autre et, le 25 novembre, c'est-à-dire douze jours après son entrée, le malade put quitter l'hôpital en bon état.

OBSERVATION XVII

(D'après Demuth, *Münch, med. Wochenschrift*, 7 août 1888.)

J. E..., quarante-six ans, journalier, entré à l'hôpital le 23 mai 1881.

Le malade avait fait une chute deux jours auparavant et se plaignait de douleurs dans le côté droit de la poitrine. Comme trace de blessure extérieure, on trouvait seulement une légère ecchymose au niveau des dernières côtes à droite. Douleur vive à la pression, au niveau de la neuvième côte droite, sur la ligne axillaire. Pas de crépitation. Expectoration sanguinolente persistant sans modification pendant cinq jours. Souffle bronchique faible, en arrière et en bas. Matité de la largeur de la main. T. = 38°2; P. = 82 degrés. Urines albumineuses.

24 mai. — T. matin = 38°2; soir, 38°1. P. = 78 degrés. Persistance des signes d'hépatisation, sans tendance à l'extension. Etat général assez bon.

25 mai. — T. matin = 38 degrés ; soir, 38°2.

26 mai. — T. matin = 37°8; soir, 37°6.

27 mai. — T. matin = 37°4; soir, 37°6. Pouls entre 70 et 80 degrés. Persistance des signes d'induration.

29 mai. — Râles crépitants secs. Le malade se trouve relativement bien et ne se plaint que de mal de tête.

3 juin. — Mort subite.

Autopsie. — Hémorragie cérébrale récente. Au poumon droit, le lobe inférieur est ferme, compact, privé d'air, de couleur rouge foncé à la coupe. Limites de l'infiltration irrégulières. Plèvre pulmonaire irrégulièrement épaissie, avec, par places, des taches hémorragiques. Parois du cœur gauche épaissies. Valvules normales. Athérome des gros vaisseaux. Reins scléreux.

OBSERVATION XVIII

(D'après Jollye, *Lancet*, 1888.)

Un jeune garçon de dix-sept ans, le nommé J. C... fit une chûte le 17 avril 1888. Il put pourtant se rendre chez lui, à une distance d'un mille environ, avec l'aide de deux autres jeunes gens. Quand nous le vîmes peu après, il était pâle, avait des tendances au collapsus et se plaignait de douleurs dans la région lombaire gauche. Les urines émises étaient très sanglantes. Aucun signe de fracture de côte ou autre. Pas de vomissements. On le fit coucher et on ordonna de la morphine en cas de douleurs. La journée du lendemain fut assez bonne ; mais comme l'urine ressemblait encore à du sang pur, on ordonna 50 grains d'acide gallique. La température était normale.

Le quatrième jour, la quantité de sang contenu dans l'urine avait beaucoup diminué. La marche de la maladie paraissait favorable ; mais, pour combattre une constipation opiniâtre, on lui ordonna, pour la nuit, deux pilules de calomel et coloquinte.

La nuit suivante fut très agitée et à la visite du lendemain matin (5ᵐᵉ jour de la maladie) la respiration était de 24 par minute, la dyspnée étant surtout thoracique. L'abdomen était distendu et tympanisé, avec légère sensibilité des régions ombilicale et lombaire gauche. L'urine était un peu trouble. T. = 104 degrés Fahr. P. = 128 degrés. Pas de frisson, pas de douleur au niveau du thorax et aucun signe physique anormal de ce côté. On ordonne une potion au sulfate de magnésie, avec de l'acide sulfurique dilué, à prendre toutes les quatre heures, jusqu'à production d'une selle.

Le soir, la constipation avait cédé. La douleur et la distension abdominales avaient beaucoup diminué ; mais il y avait alors, au niveau du lobe inférieur du poumon gauche, une légère matité avec souffle tubaire, sans toutefois, ni toux, ni expectoration, ni douleur à cet endroit. T. = 103°4 Fahr. P. = 128 degrés. R. = 24.

On entendait distinctement dans le second espace intercostal gauche, à un pouce environ du sternum, un léger murmure systolique, doux, soufflant, à tonalité élevée, qui était perceptible aussi, quoique moins fort, à la pointe, mais ne se propageait pas dans l'aisselle.

Le lendemain matin, on trouvait tous les signes physiques d'une pneumonie aiguë du lobe inférieur du poumon gauche, avec une toux légère et un peu de douleur de côté malade. Les jours suivants, la maladie suivit le cours ordinaire d'une pneumonie lobaire. Le onzième jour de la maladie (le sixième de la pneumonie) la température tomba à la normale.

Au huitième jour, les signes physiques du côté du cœur s'étaient modifiés, en ce sens que, dès lors, le souffle se perçut au foyer aortique, tandis que le bruit anormal au niveau de l'artère pulmonaire avait disparu et que celui de la pointe était beaucoup moins distinct.

Durant toute la période aiguë de la pneumonie, l'urine paraissait, à l'œil nu, ne renfermer presque aucune trace de sang ; mais, après la crise, il y eut quelques caillots sanguins moulés sur la forme de l'uretère et pendant quatre à cinq jours l'urine resta trouble.

A partir de ce moment, les progrès furent rapides et, quand, un mois après l'accident, on refit l'examen du malade, il ne restait aucune trace ni du souffle cardiaque, ni d'aucun autre signe physique anormal.

OBSERVATION XIX.

(D'après la thèse d'Albert Koch, Munich 1886.)

A... (Jean), charpentier, âgé de trente-huit ans. Le malade, d'après les dires de la femme chez qui il logeait, jouissait d'une bonne santé antérieure, excepté la perte de l'appétit qu'il attribuait lui-même à un catarrhe gastrique. Depuis un certain temps, il vivait très sobrement, mais il avait beaucoup bu auparavant (12 à 13 litres de bière par jour, plus de l'eau-de-vie).

Le 10 juillet, à 6 h. 1/2 du soir, A... qui était occupé à la construction d'une maison, tomba d'un échafaudage à la hauteur du deuxième étage et s'accrocha dans sa chute au rebord saillant d'une fenêtre. Par suite de cet accident, il eut une plaie pénétrante au genou droit et une contusion assez forte de la paroi thoracique, en avant, particulièrement à droite.

A..., qui voulait immédiatement après reprendre son travail, en fut empêché par son patron qui le renvoya chez lui. Le soir même, il alla voir son frère, auquel il raconta son accident, mais sans se plaindre d'aucune douleur. Le jour suivant, il se rendit à son travail habituel, mais avait de l'incertitude des mouvements, du tremblement des membres et des douleurs dans la poitrine. On ne sait comment il passa la nuit, mais, le lendemain matin, il avait du vertige, une grande faiblesse et de l'oppression; puis survint un violent frisson, suivi d'une transpiration abondante avec sensation de chaleur et de soif. Il se mit au lit, y resta tout le jour et le lendemain matin, il lui fut impossible de le quitter. On ne peut, malheureusement, rien dire de certain sur les symptômes qu'il ressentit à ce moment, car le malade resta presque toujours seul dans sa chambre et les explications données par la femme qui venait de temps en temps auprès de lui, sont de nature tellement extra-scientifique qu'il n'y a pas à s'y arrêter. On a pu cependant savoir d'elle que les douleurs thoraciques avaient considérablement augmenté, tandis qu'étaient apparues de la dyspnée et de la toux, et que le malade ne reconnaissait plus les personnes, qui étaient autour de lui. Le soir, il cracha une grande quantité de sang. Comme son état allait toujours en empirant, il fut transporté le matin suivant à l'hôpital et placé dans le service de la clinique chirurgicale.

Les renseignements suivants nous ont été fournis par le Dr Fessler, assistant de la clinique : Le malade arrive presque moribond à l'hôpital. Visage légèrement ictérique et cyanosé, traits tirés, sueur abondante sur le front, lèvres sèches, langue chargée. Extrémités froides, un peu cyanosées. Pouls petit, à peine perceptible. Mouvements respiratoires très fréquents. Il se plaint d'une douleur thoracique très violente. L'expectoration n'a rien de caractéristique. La température, prise à l'entrée, est de 36°5. Sur le devant du thorax, nombreuses ecchymoses, surtout à droite. A la percussion, matité s'étendant jusqu'au niveau de l'angle de l'omoplate. Le malade est plongé dans le collapsus. Il meurt trois heures après son entrée à l'hôpital. Quelques instants avant, il avait rejeté brusquement par la bouche une petite quantité de sang brunâtre, mêlé à du pus.

Autopsie, le 14 juillet 1885. — A l'ouverture du thorax, on trouve les poumons volumineux. Dans les plèvres, il y a de chaque côté quelques cuillerées de sérosité purulente, mais aucune adhérence. Le péricarde renferme aussi un peu de sérosité (une demi-cuillerée).

Poumon droit. P. = 910 grammes. Les lobes supérieur et moyen sont de consistance molle et gardent l'empreinte du doigt. La plèvre, au niveau de ces lobes, est tachetée et trouble par places. Au niveau du lobe inférieur, elle est transparente, avec quelques ecchymoses confluentes. A l'incision, les lobes supérieur et moyen crépitent, à l'exception de la partie postérieure du premier qui est hépatisée et renferme un noyau gros comme un œuf d'oie, de consistance splénique. Le lobe inférieur est plus compact que normalement et, en avant, est gorgé de sérosité et de sang. Les bronches renferment de l'écume sanglante et un peu de pus.

Poumon gauche, P. = 600 grammes. Le lobe supérieur est de couleur pâle, de consistance molle; le lobe inférieur, plus coloré, est aussi plus ferme. A la coupe, le lobe supérieur crépite. Le tissu pulmonaire est de couleur rouge pâle. Le contenu sanguin est très faible. Le lobe inférieur, moins aéré qu'à l'état normal et renferme plus de sang. Les grosses bronches sont remplies d'écume sanguinolente.

Cœur de dimensions normales. P. = 28) grammes. Au microscope, un peu de dégénérescence graisseuse.

Rate hypertrophiée, mesurant 16 centimètres de long sur 10 de large. P. = 225 grammes.

Foie également hypertrophié, de couleur claire, pesant 1960 grammes ; paraissant, examiné au microscope, nettement graisseux.

Reins petits, de couleur foncée. Capsule se détachant bien. Substance corticale un peu atrophiée.

OBSERVATION XX

(D'après A. Petit, *Gazette hebdomadaire de médecine et de chirurgie*, février 1886.)

Le nommé M..., journalier, montait un seau d'eau au premier étage de l'usine où il était employé, le dimanche matin 11 octobre 1885. Tout à coup il glissa sur l'angle d'une marche et fit une chute dans laquelle le côté droit du thorax vint heurter violemment contre le bord du seau qu'il portait à la main. Lorsqu'il se fut relevé, il éprouvait une douleur assez violente dans la région du thorax, qui avait été le siège de la contusion, mais n'avait aucun malaise général, ni aucun trouble des fonctions respiratoires, pas de toux, pas d'expectoration. Il n'était d'ailleurs pas sujet à s'enrhumer et ne présentait pas d'antécédents suspects au point de vue de la tuberculose.

Il garda la chambre dans la journée du 11 octobre, à cause de la gêne très marquée que lui causait sa douleur thoracique et fut pris, l'après-midi, de vomissements accompagnés bientôt d'une gêne respiratoire manifeste et progressive. Il eut un frisson assez violent qui se répéta dans la soirée. En même temps, céphalalgie pénible et toux peu fréquente qui amena l'expectoration de quelques crachats mousseux, sanguinolents.

La nuit suivante, le malade eut de l'insomnie et éprouva une sensation de chaleur fébrile très prononcée. Dans la journée du lundi 12 octobre, il eut une épistaxis et un peu de diarrhée.

La souffrance thoracique persistant et le malaise général augmentant les jours suivants, M... se présenta à la consultation de l'hôpital Necker, le jeudi matin 15 octobre. Il fut admis à l'hôpital et couché au n° 18 de la salle Saint-Luc.

Le 16 octobre, à la visite, le malade est oppressé, mais il se plaint peu de sa dyspnée et insiste surtout sur la douleur qu'il éprouve dans le côté droit du thorax. La toux est rare, l'expectoration nulle. La langue est large, humide, suburrale. T. $= 39°2$. P. $= 120$.

A l'examen du thorax, on ne constate ni déformation, ni ecchymose, au niveau du point où a porté la contusion, c'est-à-dire un peu en dehors de l'angle inférieur de l'omoplate droite. La percussion ne révèle, en avant, qu'un peu de tympanisme sous la clavicule droite et, en arrière, une matité incomplète dans le tiers moyen du thorax, s'étendant vers la partie latérale du tronc. A ce niveau, respiration faible, sans souffle, râles crépitants, fins, abondants. Dans les secousses de toux, on entend alors un souffle tubaire et on perçoit la crépitation jusqu'au niveau de l'épine de l'omoplate. Rien d'anormal du côté gauche. Les autres organes paraissent sains.

Le diagnostic de pneumonie s'impose évidemment et l'origine de l'affection semble devoir être rattachée au traumatisme. En conséquence, M. le professeur Potain institue un traitement approprié, ipéca, ventouses scarifiées, etc.

Le lendemain 17 octobre. T. = 39°8. P. = 100. Respiration faible dans toute l'étendue du poumon droit. Matité ayant les mêmes limites que la veille. Souffle tubaire à partir de l'épine de l'omoplate. Crépitation fine et sèche dans toute la fosse sus-épineuse. Bronchophonie ; légère exagération des vibrations thoraciques dans la région correspondant à la zone de matité. Expectoration toujours nulle.

Désireux de rechercher si, dans un cas de pneumonie traumatique aussi net, l'exsudat pulmonaire renfermait les micro organismes qui ont été signalés dans la pneumonie aiguë, M. Potain pratique avec la seringue de Pravaz une ponction au centre de la zone de matité. Cette ponction ne fournit qu'une très minime quantité d'un liquide séreux, opalescent, dans lequel l'examen histologique ne révéla que quelques cellules lymphatiques et quelques granulations albumineuses. Sans doute, ce liquide provenait d'un léger exsudat pleural et l'aiguille de la seringue n'était pas parvenue jusqu'au poumon. Le soir, la température atteignit 40 degrés.

Le lendemain matin 18 octobre (8° jour de la maladie), le thermomètre marquait 39°8, mais le pouls s'était élevé à 140 pulsations. L'oppression était plus grande. Les signes sthétoscopiques ne s'étaient pas modifiés ; la crépitation était seulement, peut-être, un peu moins fine et moins sèche. On prescrit de l'alcool. Le soir, la température est de 39°5.

Le 19, T. = 39°2, P. = 142, R. = 44. Crépitation humide et souffle d'intensité médiocre, avec prédominance à la partie externe de la zone de matité qui s'est légèrement accrue dans tous les sens. Assourdissement des bruits du cœur.

On constata ce même jour deux phénomènes nouveaux ; le malade a expectoré deux ou trois crachats, visqueux, brunâtres, peu aérés, a lhisant fortement au fond du crachoir et, d'autre part, les urines renferment de l'albumine en quantité très appréciable.

Les crachats furent examinés par M. Degenne. C'était des crachats, visqueux, de couleur brun jaunâtre, présentant quelques stries sanguines et purulentes. Diverses parties en ont été étalées sur des lamelles, desséchées à la lampe et colorées par le violet de gentiane. Les lamelles restèrent plongées pendant vingt-quatre heures dans le bain colorant, puis furent traitées par la méthode de Gram, décolorées par l'alcool absolu et montées dans le baume du Canada. Ces préparations ont montré les détails suivants. Outre les éléments constitutifs du crachat, on constate la présence de nombreuses bactéries les unes indifférentes, les autres caractéristiques de la pneumonie, tantôt isolées, tantôt, et le plus souvent, réunies deux à deux. On note, tant autour des micrococoques isolés que des diplocoques, la présence d'une capsule parfaitement nette. Ces bactéries, dit M. Degenne, nous ont paru suffisamment nettes pour que nous pussions dire que les crachats examinés sont dus à une pneumonie de même nature que la pneumonie lobaire commune.

Depuis le 20 jusqu'au 24 octobre, l'état général demeura sensiblement le même; la température oscilla entre 39°2 et 40°2, le pouls entre 120 et 138 pulsations; les mouvements respiratoires étaient, en moyenne, de 40 par minute, l'expectoration nulle. Il se montra le 21 une diarrhée assez abondante, qui persista jusqu'au dernier jour et l'analyse des urines permit de constater une augmentation assez sensible de la quantité d'albumine qu'elles renfermaient. Les signes locaux ne subirent pas de modifications bien importantes. Il faut noter cependant que le souffle tubaire diminua d'intensité, jusqu'à s'éteindre tout à fait, et que la crépitation pulmonaire devint humide, à bulles plus grosses et plus rares.

Dans la nuit du 23 au 24 octobre, le malade eut un peu de délire et, le matin du 24, on constatait une gêne plus considérable de la respiration (48 à la minute); la langue était sèche et fuligineuse, la peau couverte de sueur. Le malade succomba dans l'après-midi.

L'autopsie a été pratiquée par M. Suchard, chef des travaux anatomiques. Le péricarde n'offrait aucune trace d'inflammation ancienne ni récente; le myocarde paraissait sain. Il n'y avait pas d'endocardite ni de lésions valvulaires. La plèvre du côté gauche était saine; le poumon de ce côté, légèrement emphysémateux, n'offrait aucune lésion importante. Du côté droit, le poumon était relié à la plèvre pariétale au niveau de son sommet et de son bord postérieur par des brides fibrineuses faciles à déchirer. Tout le lobe supérieur, le bord postérieur et la face inférieure de ce poumon étaient couverts d'un exsudat fibrineux, blanchâtre, se détachant facilement. Lorsqu'on le décolla, on remarqua, à la surface de la plèvre viscérale, un certain nombre de petits points rouges, saillants, qui n'étaient que la coupe de vaisseaux de nouvelle formation, rompus par arrachement.

Lorsqu'on incisa le poumon, on trouva dans le lobe supérieur un noyau de pneumonie grise, du volume d'un petit œuf, occupant le sommet de l'organe et arrivant jusqu'à sa surface. Autour de ce noyau, existe une zone d'hépatisation rouge des plus nettes. Un autre noyau analogue, du volume d'une noisette, se montre dans les parties inférieures du lobe supérieur. Enfin un troisième noyau semblable, gros comme une noix, siège dans l'épaisseur du lobe moyen, près du bord postérieur. Ces noyaux sont enchâssés dans un parenchyme pulmonaire en hépatisation rouge, avec une large zone périphérique de congestion. Le bord antérieur du poumon est manifestement emphysémateux. En râclant la surface de section des noyaux de pneumonie grise, on obtient un liquide composé presque exclusivement de pus, dans lequel nagent de petits grumeaux. Les tuyaux bronchiques sont remplis de muco-pus rougeâtre. Il n'y a pas d'infarctus, pas de tubercules. Les reins et la rate ne paraissent pas altérés à l'œil nu. Le foie présente, à la coupe, l'aspect assez net de la dégénérescence graisseuse.

En résumé, il s'agit là de trois noyaux de pneumonie, parvenus à leur centre à la période de l'hépatisation grise et entourés d'un tissu pulmonaire fortement congestionné. Les parties grises sont infiltrées de pus, mélangé à de la fibrine en dégénérescence granulo-graisseuse; les parties rouges présentent une congestion très intense de tous les vaisseaux et, en ces points, les alvéoles sont remplis de globules blancs et d'hématies, englobés dans un réticulum fibrineux. Les cellules épithéliales des alvéoles, là où on les retrouve, ont subi des phénomènes de gonflement et de division qui permettent d'affirmer qu'elles ont pris part à l'inflammation.

Les parties hépatisées ont été examinées, au point de vue de la recherche des micro-organismes, par M. Vignal. Il a constaté, dans tous les points où ont porté les coupes, ainsi que dans les produits du râclage, l'existence du pneumocoque, généralement entouré de sa capsule. Le foie présentait, surtout à la périphérie des lobules, une dégénérescence granulo-graisseuse, telle qu'on la rencontre dans presque toutes les affections fébriles.

Dans les reins, on trouvait les tubes sécréteurs dilatés, remplis de substance colloïde; les cellules de ces tubes étaient les unes creusées de vacuoles, les autres remplies de granulations et de gouttelettes graisseuses. Il s'agissait là d'une néphrite aiguë, diffuse, semblable à celles qu'on a décrites dans les déterminations rénales des pyrexies infectieuses. Il est regrettable qu'on n'y ait pas cherché la présence des pneumocoques.

Nous nous permettrons de rapporter aussi ici divers cas empruntés aux principaux travaux parus un peu plus anciennement sur la question, et qui montrent bien la gamme des symptômes cliniques et des particularités anatomiques de la maladie.

OBSERVATION XXI

(D'après Proust, thèse de Paris, 1884.)

Pierre D..., cinquante-neuf ans, entré le 24 septembre 1884, à l'hôpital Cochin, salle Saint-Jacques, service de M. Th. Anger.

Quatre jours auparavant cet homme est tombé sur l'angle d'un trottoir. Il a ressenti une violente douleur qui persiste encore actuellement. Depuis hier, il a de la fièvre. On trouve une fracture de la sixième côte droite, un peu en arrière de la ligne axillaire et, à co niveau, une ecchymose de la largeur du creux de la main environ. Le malade n'a pas rendu de sang. Douleur très vive à la pression. Un peu de submatité à la percussion. A l'auscultation, quelques râles sous-crépitants et des frottements pleuraux dans une zone très limitée.

Le soir, T. = 37'8. Dyspnée peu marquée, toux, expectoration rare, formée de crachats visqueux, dont quelques-uns sont légèrement teintés de rouge. Mêmes symptômes à l'auscultation. Pas de souffle.

1er octobre. — Plus de fièvre. Le malade respire facilement. La matité a disparu. On trouve encore quelques frottements et des râles muqueux. La toux a diminué. Les crachats sont muqueux, très rares.

4 octobre. — On ne trouve plus rien à la percussion ni à l'auscultation. Le malade sort le lendemain guéri de son point de pneumonie. Celle-ci a donc évolué en quatre jours et est restée toute localisée.

OBSERVATION XXII

(D'après Litten, *Zeitschrifft f. klin. Medicin*, 1882.)

E. B..., vingt-huit ans, charpentier, entré à l'hôpital le 5 mars.

Le malade travaillait à une maison nouvellement construite, lorsque le 3 mars, au matin, il fut blessé par la chute d'une lourde poutre qui l'atteignit au côté gauche de la poitrine. Il indique plus particulièrement, comme siège de la contusion, la région située entre la clavicule et la quatrième côte. Immédiatement après, il ressentit une douleur vive qui le força à s'asseoir et à cesser son travail. Bientôt cependant, il voulut recommencer à travailler, mais bien que faisant alors un travail moins pénible, il ressentit, à un moment où il soulevait des tuiles, une douleur dans le côté blessé et, le soir même, il demanda des soins à un médecin. Celui-ci, l'ayant examiné, constata l'absence de toute fracture de la clavicule ou des côtes et lui ordonna le repos chez lui, en évitant tout mouvement forcé. Malgré un repos sévèrement observé, les douleurs réapparurent le matin du 5 mars, prirent les caractères d'un *point de côté* et augmentèrent dans le courant de la journée, tellement que le malade vint le soir, à l'hôpital de la Charité, où je l'examinai et constatai l'existence d'un frottement, au niveau de la quatrième côte, et plus particulièrement en avant de la ligne axillaire. T. = 38°5 ; P. = 88 ; R. = 22 à 24. Pas de dyspnée subjective ; pas d'expectoration à proprement parler. La pression sur les côtes et les espaces intercostaux n'est pas douloureuse. On ordonne de placer des compresses froides, au point où s'entend le frottement.

Le matin du 6 mars, les douleurs avaient augmenté. A une légère pression de la main, on sentait, synchrone aux mouvements respiratoires, un frémissement râpeux, perceptible aussi à l'oreille. T. = 38°7. R. = 24. P. = 96. Obscurité des bruits respiratoires au point indiqué, le malade immobilisant le plus possible son côté gauche. Le soir, même état. T. = 39°1.

7 mars. — Le matin, entre les lignes axillaires antérieure et postérieure, on entend manifestement une respiration soufflante, avec des râles bronchiques et de la bronchophonie. La percussion, au niveau du souffle, est tympanique. Le frottement pleurétique a la même étendue qu'hier. Expectoration muq.euse. T. = 39°2. P. = 96. R. = 24. La douleur spontanée va toujours en augmentant ; mais la pression sur le thorax n'est pas douloureuse.

Le soir, souffle plus fort, de même étendue, matité très marquée. Le frottement est encore plus étendu et n'accompagne pas seulement les mouvements du poumon, mais aussi ceux du cœur, sans pourtant y être lié. Pour la première fois, expectoration rouillée. Léger herpès labial et nasal. Urines normales. T. = 39°9. P. = 92. R. = 24. On fait poser des ventouses sèches.

8 mars. — Le malade n'a presque pas dormi la nuit. T. = 38°9. Persistance des mêmes signes physiques. Toux forte et douloureuse. Expectoration rare, visqueuse, très sanglante. On trouve dans le crachoir de nombreux moules des plus fines bronchioles. L'herpès s'est étendu; Tout le lobe inférieur gauche est mat et, à son niveau, on entend partout du souffle bronchique et du retentissement de la voix. Le frottement pleurétique, plus faible, s'en-

tend dans une moindre étendue ; mais, par contre, le long de la ligne parasternale gauche. on entend manifestement un frottement isochrone aux battements du cœur. La matité præcordiale n'est pas manifestement plus étendue que normalement. Le soir, même état. T. == 39°3.

9 mars. — La nuit a été meilleure. Etat général passable. Pas de changement dans les signes objectifs. Expectoration rare, moins sale, mais très sanglante. T. = 39 degrés. P. = 96. R. = 24. Le soir, T. = 39°5. P. = 100. R. = 22.

Le 10 mars, au matin, le malade dit se trouver moins bien, quoique objectivement on ne trouve rien de particulier. La température n'est que de 38°9. R. = 22. P. = 90. Le soir, la température monte à : 9°5.

Le 11 mars au matin, le malade n'a plus de fièvre et transpire abondamment. Le pouls est à 72, mais le nombre des respirations est encore au-dessus de la normale. L'urine, émise en quantité plus considérable, laisse déposer un sédiment rougeâtre. Les vésicules d'herpès se sont, par places, affaissées et desséchées, mais ont gagné les ailes du nez. L'état subjectif est meilleur, les douleurs ont totalement disparu. A l'examen physique, la matité s'est modifiée et les râles ont disparu. L'expectoration est encore rouillée.

12 mars. — Au niveau du lobe inférieur gauche, la matité s'est transformée en tympanisme ; le timbre bronchique de la respiration ne s'étend qu'en quelques points isolés. Par contre, il y a, dans tout le lobe inférieur, de nombreux petits râles secs.

13 mars. — La matité a complètement disparu. On entend le murmure vésiculaire. Nombreux râles crépitants. Expectoration muqueuse. Le malade quitte le lit et, le 15 mars, il sort de l'hôpital, complètement guéri.

OBSERVATION XXIII

(D'après Lapierre et Le Dentu, *France médicale*, 1878.)

Un homme de vingt-cinq ans travaillait le 9 février 1878 dans un bateau, lequel fut heurté par un bateau-mouche. Il fut renversé sur l'angle saillant d'une poutre et reçut un coup violent sur la partie latérale gauche du thorax. A la suite, dyspnée intense, expectoration de caillots sanguins, fièvre, frissons.

Il entre le 12 février dans le service de M. Le Dentu. Aucun signe de fracture de côte. A la percussion, matité à la base du poumon gauche. A l'auscultation, mélange de râles crépitants et de râles sous-crépitants, aux deux temps. Au même niveau, souffle bronchique et bronchophonie. Crachats rouillés, visqueux, adhérents.

Le 13 février, souffle remontant jusqu'à l'épine de l'omoplate. Le soir, mieux sensible. La dyspnée diminue.

Le 15, le souffle disparaît, et le malade sort de l'hôpital complètement guéri.

OBSERVATION XXIV

(D'après Gosselin, Société de Chirurgie, 1847).

Le 4 janvier 1847, un jeune homme de vingt-deux ans fait une chute d'un deuxième étage. Il est apporté sans connaissance à l'hôpital. Saignée au bras.

Le lendemain, il a retrouvé sa connaissance. Il a rendu des crachats sanguins et accuse une douleur violente au niveau des 5e, 6e et 7e côtes gauches. On ne trouve, à l'examen, ni déformation, ni douleur à la pression, ni emphysème, ni crépitation, en aucun point.

Le 6, 104 pulsations ; respiration gênée, fréquente ; même douleur que la veille. Pas de crépitation à l'examen de la poitrine.

Le 7, le malade crache du sang presque pur. La percussion ne fournit, en avant, ni matité ni sonorité anormales, en arrière, un peu de matité à la partie inférieure gauche. En avant, vers la partie moyenne, râles à grosses bulles, qui ressemblent à du gargouillement. En arrière, au niveau de la matité, râle crépitant évident, souffle tubaire et retentissement de la voix.

Le 8, douleur de côté moins forte ; un peu d'oppression et d'anxiété ; pouls fréquent ; toux, avec crachement de sang presque pur. A la partie supérieure du thorax, gargouillement très fort, surtout lorsque le malade vient à tousser. Trois ventouses au dessous du sein gauche.

Le 9, P. = 84. La toux provoque encore des douleurs dans le côté. Les crachats commencent à devenir muqueux, avec quelques grumeaux de sang pur. Il y a toujours de la matité en avant et en bas. Nulle part de sonorité anormale. Souffle tubaire. Broncho-phonie. Gargouillements en avant et à gauche, accompagnés d'un bruit se rapprochant du tintement métallique et semblant se produire au moment de la systole du cœur.

Le 11, moins de gêne dans la respiration. Crachats moins sanguinolents. Souffle tubaire remplacé par du râle crépitant humide, mais toujours bruit analogue au tintement métallique.

Le 13, plus de sang dans les crachats. Encore un peu de matité et de retentissement de la voix. En avant, râle à grosses bulles, mais plus de tintement métallique.

Le 16, encore un peu de matité. En avant, il n'y a plus que du râle muqueux, très fin.

Le 19, le bruit respiratoire est partout vésiculaire. Toux et crachats très rares. Quelquefois douleur dans le côté gauche. Bon état général.

Le malade sort le 4 février. Il ressent encore un peu de douleur dans les inspirations forcées, mais la toux et l'expectoration ont disparu. Huit mois après, le jeune homme, revu, se portait très bien.

OBSERVATION XXV

(D'après Cahen, thèse de Paris, 1870.)

S..., trente-quatre ans, entré le 3 mai 1870 à l'Hôtel-Dieu, service de M. le Dr Panas.

Samedi soir, 3 mai, étant en état d'ivresse, il a été renversé par une voiture et apporté immédiatement à l'hôpital, où l'on constata, le lendemain, une fracture des 4e, 5e et 6e côtes droites, à l'union du tiers antérieur et du tiers moyen. Dyspnée vive.

Le 8 au matin, T. = 38°5. Pas de frissons.

Le soir, pour la première fois, crachats assez abondants, de couleur confiture d'abricots, spumeux et adhérents au vase. T. = 39°2.

Souffle tubaire très étendu, à l'union du tiers supérieur et du tiers moyen du poumon droit, entouré de râles humides, sans râles fins. A gauche, souffle situé un peu plus bas, moins violent que celui de droite.

Le 10, dyspnée moins marquée.

Le 11, le souffle a diminué à droite. A gauche, les râles crépitants ont presque disparu, pour faire place à des râles plus humides.

Le 12, on entend, à droite, quelques râles crépitants de retour. Crachats moins adhérents et moins abondants.

Le 17, apyrexie. A l'auscultation on n'entend plus, à droite et à gauche, que quelques râles sous-crépitants disséminés.

Le 19, la respiration est tout à fait pure, de haut en bas et des deux côtés. Le malade ne crache plus du tout.

Observation XXVI

(D'après Litten, *Zeitschrifft f. klin. medicin*, 1882.)

Pierre R..., vingt-deux ans, journalier, entré le 6 juillet 1881.

Le malade avait été chercher de la paille dans une ferme. Lorsque la voiture fut chargée, il monta au-dessus pour rentrer. Pour pénétrer de la route dans la cour de son patron, il fallait traverser une sorte de porche assez long et assez bas ; or, lorsque la voiture allait s'engager dans ce passage, R... remarqua avec effroi que si la voiture pouvait bien passer, lui, se trouvant au-dessus, serait violemment heurté. Il cria au cocher d'arrêter ses chevaux, mais son appel ne fut pas entendu et la voiture pénétra sous le porche. R..., ne vit alors d'autre moyen de se mettre à l'abri que de s'étendre tout de son long et de s'enfoncer le plus possible dans la paille. Pendant que la voiture franchissait le porche, il eut l'impression, au contact de la muraille, que toutes ses côtes se fracturaient. On le descendit de la voiture, couvert d'une sueur froide et absolument incapable de se tenir debout. On le coucha à terre et, peu à peu, il revint complètement à lui. On le déshabilla alors et on l'examina, sans pouvoir lui trouver aucune blessure extérieure.

R...., qui ne ressentait plus de vives douleurs, rentra peu après chez lui, se mit au lit et but plusieurs tasses de thé chaud, à la suite de quoi il eut une transpiration abondante. Le lendemain, il se trouva si bien qu'il put retourner chez son patron et travailla toute la journée comme d'habitude. Le matin suivant, il put encore travailler ; mais, vers midi, il fut pris d'un frisson violent qui le força à s'arrêter. Il se coucha alors et, comme son état ne s'améliorait pas, il rentra le 6 juillet à l'hôpital.

6 juillet, au matin. T. = 38°0. P. = 104. R. = 22. Le malade se plaint de douleurs dans le côté droit, augmentées par la respiration, la toux, les mouvements. Comme cause de ces douleurs, il indique lui-même la contusion dont nous avons parlé plus haut. On fait un examen minutieux du thorax, sans pouvoir constater aucune blessure extérieure, ni aucune fracture de côte. Un examen postérieur des organes intra-thoraciques démontra l'existence d'une pleurésie sèche, limitée à la partie postérieure de la moitié gauche du thorax, entre la sixième et la huitième côte. A ce niveau, la percussion donnait un son tympanique et le murmure respiratoire était faible. Expectoration peu abondante, muqueuse. Le soir, respiration bronchique manifeste au niveau du lobe inférieur gauche, mais dans un point limité. Toujours du tympanisme à la percussion. Dyspnée sans modifications. Expectoration non colorée. T. = 39°2.

7 juillet. — Le frottement a disparu, mais le murmure respiratoire est peu appréciable. Tympanisme à la percussion. A la place du souffle perçu la veille, on entend des râles crépitants. Expectoration très visqueuse. Bien que la pneumonie semble entrer en voie de résolution, le malade se plaint toujours de douleurs et de gêne dans les mouvements respiratoires. Le nombre de ceux-ci dépasse 20. La température est de 38°5. Le soir, pour la première fois, expectoration rouillée, bien que le lobe inférieur paraisse être

devenu plus libre et que le tympanisme soit peu marqué. Comme, en même temps, la température était remontée à 39°5, on examine à fond le malade, mais sans rien pouvoir trouver d'anormal.

8 juillet. — Pendant toute la nuit le malade n'a pu dormir. Les douleurs, ainsi que la dyspnée, persistent. L'expectoration est rouillée, très visqueuse, peu abondante. A l'examen du thorax, on trouve dans l'aisselle gauche du tympanisme et de nombreux ronchus crépitants, à fines bulles. A ce niveau, la pression avec le stéthoscope est douloureux. T. = 38°2. Le soir, à la place du tympanisme, il y a de la matité. Respiration bronchique et râles. T. = 39°2. R. = 24.

Douleurs plus violentes. A droite, entre les lignes axillaires antérieure et postérieure et entre la sixième et la huitième côte, frottement pleural manifeste.

0 juillet. — La pneumonie à droite a rétrocédé. Aux points nfil très, on entend de nouveau le murmure vésiculaire, avec des râles crépitants et, à la percussion, du tympanisme. Expectoration rouillée. T. = 38°8. Toutefois, dans le lobe inférieur, il semble y avoir encore un foyer d'infiltration assez étendu. Le soir, en arrière, et en bas, jusqu'à la hauteur de la quatrième côte, matité intense, souffle bronchique et résonance de la voix. Par places, frottements pleuraux. T. = 39°2. Dyspnée. Expectoration très sanglante.

10 juillet. — Le matin, même état. T. = 38°0. Le soir, fort herpès labial. T. = 39°2. Dans la nuit, violente transpiration.

11 juillet. — Le malade n'a plus de fièvre, mais il transpire beaucoup et se sent très faible. Pas de modification dans les signes physiques. Le soir, pas de fièvre, plus de dyspnée, bien que les signes physiques de l'infiltration persistent.

12 juillet. — Tympanisme au niveau du territoire de l'hépatisation. Respiration obscure ; nombreux râles crépitants. Expectoration muqueuse, avec quelques filaments sanguins.

13 juillet. — Tympanisme ; respiration vésiculaire, râles crépitants.

14 juillet. — Même état.

15 juillet. — La percussion donne un son normal. Le malade, sur sa demande, quitte l'hôpital.

Observation XXVII

(Thèse de Courtois, Paris, 1873.)

Le nommé M. A..., âgé de quarante-trois ans, de constitution herculéenne, entre le 27 juillet 1872, à l'hôpital de la Pitié, service de M. Desnos.

Cet homme, maçon de son état, a reçu la veille, étant à son travail, en parfait état de santé, une pierre sur le côté droit.

A l'entrée, le malade parait très souffrant et se tient courbé. Pas d'ecchymose au niveau de la contusion des parties externes. Douleur à la pression, au niveau du sein droit. Le soir, dyspnée extrême. R. = 40. Fièvre très forte. L'exploration du thorax démontre l'absence de toute fracture de côte. A l'auscultation, on n'entend presque rien, si ce n'est, en arrière, vers la base du poumon droit, quelques soupçons de râles crépitants. Quelques douleurs au niveau du foie. Langue blanche. On prescrit 10 ventouses scarifiées au-devant du thorax, 15 sangsues en arrière et un lavement purgatif.

Le 28 juillet, au matin, la dyspnée a beaucoup diminué. On entend parfaitement, à l'auscultation, des râles crépitants abondants dans le poumon droit, surtout à la partie postérieure et inférieure. Langue blanche. T. = 40°5. P. = 104. R. = 28. Le soir, même état. P. = 112.

Le 29 juillet, le malade se trouve un peu mieux. T. = 39°5. P. = 98. R. = 24. Les râles crépitants occupent tout le poumon. Pas de crachats de pneumonie. La douleur a son maximum un peu au-dessous du mamelon. On ordonne 15 sangsues, dont 10 en arrière et 5 en avant.

Le 30 juillet, souffle en arrière ; tandis que c'est maintenant en avant, qu'on entend très distinctement les râles crépitants. T. = 39°3.

Le 31 juillet, les bruits morbides diminuent ; cependant, en avant, il y a encore beaucoup de râles crépitants. T. = 38°8.

P. = 100. La douleur au niveau du mamelon a diminué. La langue est sèche, mais il y a de la moiteur de la peau. En arrière, râles crépitants à bulles assez grosses, dans toute la hauteur du poumon, excepté au sommet. Pas d'expectoration.

1er et 2 août. — Même état. T. = 38 degrés et 38°8.

3 août. — Le malade est affaibli ; il a l'air un peu plus oppressé. T. = 38°7.

5 août. — L'auscultation ne dénote plus aucun bruit en avant. Cette partie, la première prise, est la première dégagée. Encore quelques râles crépitants en arrière, mais pas de souffle. La langue est encore un peu blanche. A partir de ce jour, le mieux s'accentue.

Le malade sort le 12 août. A ce moment sonorité normale à la percussion et à l'auscultation, seulement quelques râles crépitants à la base du poumon droit.

Nota. — Courtois fait suivre cette observation des réflexions suivantes : « Il nous paraît évident que nous avons eu ici affaire à une pneumonie traumatique, qui a eu pour point de départ une contusion du poumon, sans qu'il y ait eu fracture de côte. Il est à remarquer que c'est d'abord en arrière que se sont montrés les premiers signes de pneumonie, bien que la violence ait été exercée en avant. D'un autre côté, la pneumonie s'est étendue promptement aux diverses portions du poumon droit, a parcouru rapidement ses périodes et a paru revêtir la forme ambulante, car on a constaté les symptômes d'abord en arrière, puis au sommet, puis en avant. »

Observation XXVIII

(D'après la thèse de Cahen.)

R... Jacques, trente-neuf ans, entre le 22 août 1878 à l'hôpital de la Pitié, salle Saint-Gabriel, n° 31, service de M. le Dr Polaillon. Le jour de son entrée, il a été renversé par une voiture qui lui a passé sur la poitrine.

23 août. — Cet homme, très vigoureux et d'une excellente

santé habituelle, se plaint d'une douleur très violente dans le côté gauche de la poitrine. Dyspnée très considérable. R. = 50. Il tousse un peu, sans pouvoir cracher.

A la palpation, douleur très vive en des points limités vers le tiers antérieur de quatre à cinq côtes, de la quatrième à la huitième. A la percussion, sonorité normale. A l'auscultation, du côté gauche, dans la moitié inférieure de la poitrine, on entend de gros gargouillements et, dans la moitié supérieure du même poumon, un grand nombre de râles humides, moins gros qu'à la partie inférieure. Prescription : potion de Todd, avec XX gouttes de teinture de digitale.

24 août. — Mêmes phénomènes dans le poumon gauche, mais, en outre, vers la partie inférieure du poumon droit, souffle tubaire, râles sous-crépitants abondants et, à la fin de l'inspiration, quelques bouffées de râles crépitants fins. Peau brûlante. Température axillaire = 40°2. P. = 108. R. = 50. On pratique une saignée de 600 grammes, au pli du coude. Même potion qu'hier, mais renouvelée deux fois dans la journée.

Le soir, dyspnée aussi considérable que le matin, pouls aussi fréquent. Dans toute la région sous claviculaire gauche, emphysème assez prononcé. Température axillaire = 39°4. Saignée de 300 grammes.

25 août. — Du côté gauche, respiration extrêmement rude et tubaire. Très peu de râles, sauf vers la partie moyenne et le bord antérieur du poumon où de gros râles donnent un bruit de clapotement isochrone aux mouvements respiratoires. Du côté droit, gros râles humides, du haut en bas. On ne retrouve plus de râles sous-crépitants. Crachats nombreux, purulents et adhérents au fond du vase. Température axillaire = 40°1. P. = 110. R. = 56. On fait une troisième saignée de 300 grammes.

Le soir, le malade est plus fatigué, par suite de la visite de ses parents. Poumon gauche hépatisé sur toute sa hauteur. Le thorax reste immobile. On n'entend de ce côté que le souffle bronchique. A droite, sur presque toute la hauteur, gros râles humides. L'emphysème sous-cutané a encore augmenté. Temp. axillaire = 39°0. P. = 100. R. = 58. Saignée de 100 grammes seulement.

26 août. — Beaucoup de délire pendant la nuit. Cependant, le matin, le malade dit se trouver mieux. Le thorax subit toutefois peu de mouvements d'ampliation. Pas de râles dans le poumon gauche et, à peine, quelques-uns dans le poumon droit. Toujours de nombreux crachats purulents. Le soir, pouls dicrote. Température du matin = 39°2; soir = 39°8. Saignée de 250 grammes.

27 août. — Température du matin, 39°2; soir, 39°2. L'emphysème sous-cutané a encore augmenté.

28 août. — Température du matin = 39°1; soir = 39°3.

29 août. — On entend la respiration dans presque toute l'étendue des deux poumons. A gauche cependant, il y a un certain nombre de points où on n'entend qu'un gros râle bronchique. Dans tout le reste, gargouillements et râles humides, à bulles plus ou moins grosses. A droite, respiration bien plus libre. Râles à moins grosses bulles.

Ce matin, le malade tousse beaucoup et cependant est moins oppressé qu'hier. Il crache encore beaucoup, mais crachats de plus en plus aérés, tout en restant purulents. Il paraît cependant probable qu'il y a quelques cavernes, surtout dans la moitié inférieure du poumon gauche, produites par des abcès. Dans ces points, en effet, on entend de gros gargouillements, ressemblant à ce qui se passe dans les cavernes, et l'on ne peut admettre que ces gargouillements soient dus à de l'hydropneumothorax, car les autres signes de celui-ci font défaut. Température axillaire = 38°7. P. = 72. R. = 52.

30 août. — Température axillaire du matin = 38°3; soir = 38 degrés. P. = 64. R. = 42. Emphysème toujours aussi considérable.

Dans le poumon gauche, on entend un grand nombre de râles sibilants et ronflants, mais peu de râles humides. A droite, beaucoup de râles humides assez gros, un grand nombre de râles souscrépitants et, au sommet, quelques râles crépitants. La température est très peu au-dessus de la moyenne; le pouls est celui d'un individu sain. La dyspnée est encore intense, par suite de l'existence d'exsudats qui ne se sont pas encore résorbés.

1er septembre. — T. = 37°8. R. = 32. P. = 58.

2 septembre. — T. = 37°9. R. = 27. P. = 60. La respiration est normale en beaucoup de points, mais on trouve encore des râles muqueux, sibilants et ronflants et on entend quelques bouffées de râles sous-crépitants, particulièrement vers le sommet du poumon droit et de la base du poumon gauche.

Les jours suivants, l'état redevient normal et le malade quitte l'hôpital, au milieu de septembre, complètement guéri.

Observation XXIX

(D'après Litten, *Zeitsch. f. klin. Med.*, 1882.)

G. S..., cocher, entré à l'hôpital, le 10 février 1881.

Le soir du 6 février, cet homme fut rapporté chez lui par deux ouvriers et raconta qu'il avait été attaqué par deux hommes qui l'avaient renversé et maltraité. Ceux qui l'avaient ramassé dirent, de leur côté, à sa femme qu'ils l'avaient trouvé étendu par terre, tandis qu'un des agresseurs était à genoux sur sa poitrine et le frappait. La femme effrayée voulut aller chercher un médecin, mais le malade s'y refusa. Il se mit seulement au lit, en se couvrant beaucoup, parce qu'il avait très froid.

Les deux jours suivants, S... ne se plaignit absolument de rien et put vaquer à ses occupations habituelles, sans ressentir aucune fatigue, ni aucune douleur. Mais le 9, il dut s'arrêter; il se sentit de nouveau froid et se mit à frissonner et, à midi, lorsqu'il rentra chez lui, il se coucha. Il eut de la peine à se réchauffer et, bientôt après, il ressentit des *points* dans le côté droit, rendus plus violents par les mouvements respiratoires. C'est pourquoi le lendemain il se présenta à la Charité.

10 février. — A l'entrée, on constate une température de 39 degrés; R. = 24; P. = 96. Le patient, homme très vigoureux, se plaint d'une douleur dans le côté droit de la poitrine qui n'est pas très forte au repos, mais devient insupportable dans les efforts respiratoires. A l'examen de la cage thoracique, on voit une coloration bleuâtre de la peau de l'épaule droite et de la moitié correspondante du thorax. Au niveau de la troisième côte droite,

à l'union de l'os et du cartilage, il y a une proéminence qu'on reconnaît facilement au toucher pour être formée par les fragments de cette côte fracturée. Par extraordinaire cependant, le malade ne ressent, ni spontanément, ni à la pression, de fortes douleurs à ce niveau ; mais la parole, les respirations profondes et, surtout, les secousses de toux provoquent une sensation de constriction dans tout le côté droit. On constata aussi du tympanisme, au niveau des lobes moyen et inférieur. Le murmure vésiculaire y était très faible, tandis que, par contre, il y avait des râles crépitants, du souffle tubaire et de la résonance de la voix, dans l'étendue d'une pièce de 5 marcks environ. L'expectoration était très sanguinolente.

Nous interrogeâmes alors plus à fond le malade sur les causes qui avaient provoqué sa maladie. Il nous dit que, étant en état d'ivresse, il se disputa avec deux cochers et avait été frappé par eux. Plus tard, il nous dit que ses agresseurs l'avaient renversé à terre et s'étaient tenus longtemps à genoux sur sa poitrine, jusqu'à ce qu'il pût à peine respirer. Ils l'avaient ensuite frappé sur le thorax et les épaules avec un manche de fouet, jusqu'à ce que celui-ci fût brisé.

Le soir, la température atteignit 39°5 et le nombre des respirations 20; la dyspnée avait augmenté. Dans le creux axillaire et au-dessous, on entendait du souffle bronchique tandis qu'il y avait toujours du tympanisme à la percussion. Expectoration toujours très sanglante.

11 février. — Le matin, T. = 38°2 ; P. = 96 ; R. = 28. Matité absolue des lobes moyen et inférieur droits. Partout souffle intense et retentissement de la voix. Dans le voisinage de la fracture, on remarque une voussure marquée de la paroi thoracique, très douloureuse à la pression et donnant au doigt la sensation de fluctuation. Le soir, T. = 39°2. Même état. Alcool prescrit à haute dose.

12 février. — T. = 38°2. La fièvre présente de plus fortes rémissions. Dyspnée intense. Expectoration sanglante, abondante. La voussure au niveau de la fracture est encore plus marquée et la fluctuation y est plus évidente.

Les jours suivants, la fièvre prend un type rémittent marqué et, tandis que le soir elle s'élève au-dessus de 39 degrés, le matin elle est inférieure d'au moins 1 degré. L'infiltration du poumon ne se modifie pas, non plus que les signes physiques. Une ponction exploratrice au niveau de la voussure thoracique donne du pus pur. De temps en temps, on entend, au niveau de la partie hépatisé, un frottement pleural éclatant. Cet état reste sans modifications jusqu'aux derniers jours avant la mort, où la température s'élève considérablement, tandis que des périodes de collapsus vont se répétant.

21 février. — Mort, après qu'un examen rapide eut permis de constater qu'aucune modification importante ne s'était produite dans l'état local.

Autopsie. — Pratiquée par le Dr Grawitz. A la hauteur de la troisième côte droite, on trouve, entre la ligne médiane et la ligne mamelonnaire, une proéminence hémisphérique, donnant au doigt la sensation de fluctuation, mais peu marquée.

A l'ouverture de cette poche, en retire 30 grammes environ, d'un pus épais, verdâtre. Après l'issue de cette masse liquide, on trouve une fracture transversale de la troisième côte, près de l'union de l'os et du cartilage, avec un léger écartement des fragments. En enlevant le sternum, on constate une adhérence entre celui-ci et la plèvre costale. Au niveau de la fracture, la plèvre est libre, mais trouble et, par places, infiltrée de pus. Pas de pus, au-dessous de la plèvre, entre celle-ci et le poumon.

Cœur assez volumineux. La paroi du ventricule droit mesure 6 centimètres d'épaisseur, celle du ventricule gauche, 2 cent. 5. Le myocarde est de couleur pâle. A droite, les valvules sont intactes. A gauche, toute la surface ventriculaire de la valvule aortique est recouverte d'une masse molle, de couleur gris blanchâtre, du volume d'une noisette environ, entourée de caillots. Les autres valvules sont saines.

Poumon gauche très volumineux, très œdémateux, avec un contenu sanguin abondant, mais partout perméable à l'air. Poumon droit également volumineux et rempli d'un exsudat fibrineux, jusqu'au niveau du lobe supérieur qui est hyperhémié et œdémateux. Les lobes moyen ·t inférieur sc ·t compacts, privés d'air, d'aspect granuleux. A la coupe, la surface est d'un rouge foncé, avec des points gris rougeâtre. Les bronches sont également rouges et remplies d'écume.

Rate et foie hypertrophiés.

Résumé. — Pneumonie et pleurésie droites; fracture de la troisième côte droite, phlegmon sous-cutané à ce niveau. Hyperhémie et œdème du poumon gauche. Endocardite récente et thrombose au niveau de l'orifice aortique. Hyperplasie de date récente du foie et de la rate.

Nota. — Litten fait au sujet de ce cas les réflexions suivantes : « L'étiologie, dit-il, en est très claire et n'a besoin d'aucun commentaire. Il est évident que la pneumonie a été la suite de la violence exercée par le thorax et indépendante de la fracture de côte. La raison de l'issue fâcheuse doit être cherchée dans l'affaiblissement rapide du cœur, qui s'est manifestée, au microscope, par une dégénérescence graisseuse du myocarde. Il est difficile de dire quel a été le rôle de la lésion qui s'était récemment produite au niveau de la valvule aortique. D'après ce que j'ai pu observer d'autres fois, la fréquence de la coïncidence d'une pneumonie unilatérale, mortelle, survenue chez un adulte vigoureux, avec une lésion valvulaire récente, ne peut pas être niée, sans qu'on puisse admettre de rapport de cause à effet. Il faut, en outre, remarquer dans notre cas, la marche longue, les rémissions marquées de la fièvre, la persistance de l'exsudat, sans trace de résorption et, enfin, le fait que l'hépatisation rouge et l'expectoration hémorragique se sont maintenus jusqu'au cours de la deuxième semaine de la maladie. A l'examen microscopique, on trouvait du reste partout l'aspect de l'hépatisation rouge. »

Observation XXX

(D'après Cahen, thèse de Paris, 1879.)

G..., terrassier, entré le 26 mai 1875 à la Charité, salle Saint-Michel, n° 9, service de M. Empis.

Habitudes alcooliques, cependant bonne santé habituelle. Il y a eu samedi huit jours, le malade a reçu dans la poitrine un coup assez violent. Il continua cependant à travailler jusqu'au mercredi suivant. Alors seulement, il eut des petits frissons répétés.

Le lendemain jeudi, il commence à tousser et crache d'abord de la salive, puis l'expectoration devient très abondante, sale, couleur jus de pruneau. Pas de vomissements. Diarrhée à la suite d'un purgatif.

A l'entrée à l'hôpital, à la percussion, sonorité exagérée, pas de dyspnée, pas de soufflement.

A la partie supérieure du thorax, en avant, quelques râles muqueux, sous-crépitants. Lorsqu'on arrive à la ligne mamelonnaire, a respiration est tubaire. En arrière, la matité remonte jusqu'à l'épine de l'omoplate. On entend de gros râles muqueux et sous-crépitants. Les vibrations thoraciques sont exagérées. Il semble qu'on assiste à la fin de l'évolution d'une pneumonie. Rien de particulier au cœur. T. = 39°4.

28 mai.— Langue moins humide, crachats plus visqueux, pouls intermittent. Pas de changement dans les signes sthétoscopiques en avant. En arrière, bronchophonie. La respiration est tubaire et on entend quelques râles bronchiques, plutôt que des râles vésiculaires.

29 mai. — Mêmes râles, mais s'entendant dans la plus grande partie du poumon. La dyspnée augmente. T. = 38°4. P. = 98.

Le soir, sueurs, dyspnée considérable. Mort à 5 heures.

Autopsie. — Parois thoraciques intactes. Pas de tubercules dans le poumon droit; mais, dans toute la hauteur, hépatisation grise. Le parenchyme tout entier est infiltré de pus. Poumon gauche congestionné, sans trace d'hépatisation. Rien dans les autres viscères qui sont ramollis.

Nous donnons dans les deux observations suivantes des exemples de lésions traumatiques ayant intéressé la plèvre presque au même titre que le poumon et où l'altération des organes intra thoraciques semble ressortir plutôt de la broncho-pneumonie que de la pneumonie lobaire.

Observation XXXI

(D'après Proust, thèse de Paris, 1884.)

J. H..., charpentier, quarante-neuf ans, entré à l'hôpital Cochin le 16 novembre 1883, service de M. Th. Auger, suppléé par M. Duret.

Le malade a été tamponné, le matin même, entre un wagon de carrière et un monceau de matériaux. Bonne santé habituelle. Pas de signes d'alcoolisme. Il se plaint d'une douleur violente au point contus, c'est-à-dire en arrière, au-dessous de l'angle de l'omoplate. Ecchymose en ce point, mais pas de fracture de côte. Gêne considérable de la respiration.

A la percussion, sonorité normale, mais à l'auscultation, on entend des râles sous-crépitants dans toute l'étendue du poumon, mais surtout dans l'étendue de la région contuse. Le soir, fièvre ; le facies se grippe et le malade est affaissé.

Le lendemain, matité en arrière sur une hauteur de quatre travers de doigts, à partir de la partie la plus déclive de la cavité thoracique. Mêmes râles et, en plus, à la partie supérieure, quelques râles sibilants. Abattement.

Le 18 novembre, l'expectoration, jusqu'alors nulle, apparaît. Crachats peu abondants, visqueux, transparents, aérés, sans odeur, mélangés de quelques crachats purulents. Dyspnée. Douleur de côté toujours vive.

Les jours suivants, les mêmes signes persistent, mais la zone dans laquelle on entend les râles s'est progressivement étendue jusqu'au-dessus de l'épine de l'omoplate. Pas de souffle tubaire. Légère bronchophonie.

Dyspnée de moins en moins marquée. Tous les signes semblent indiquer une réaction inflammatoire peu intense du poumon, mais l'état général n'est pas en rapport avec cet état local. Le malade, en effet, maigrit rapidement et est dans un état d'affaissement voisin de la stupeur.

Cet état persiste jusqu'au 23 novembre. Le malade semble alors aller mieux. Il est moins abattu; la dyspnée est moins vive. A l'auscultation, on entend des frottements pleuraux dans toute la partie moyenne et postérieure du poumon, ainsi que des râles crépitants humides et de gros râles sous-crépitants.

Le 27 novembre, frottements moins nombreux. Submatité en arrière, au niveau du cul-de-sac pleural et, à cet endroit, souffle semblable à un souffle caverneux. Expectoration presque nulle.

Le 30 novembre, amélioration très nette. Frottements pleuraux plus rares. Dans le tiers inférieur, on entend de gros râles muqueux, avec un léger souffle à l'expiration et un peu d'égophonie.

Le 8 décembre, on n'entend plus aucun bruit morbide à l'auscultation. Submatité au niveau du cul-de-sac pleural, avec obscurité du murmure respiratoire, ce qui fait supposer l'existence d'un hémothorax, en partie résorbé, ayant déterminé des adhérences pleurales.

Le 10 décembre, le malade reprend un peu de fièvre, par suite de l'apparition d'une bronchite généralisée aux deux poumons, qui persiste jusqu'au 28 décembre.

Le malade sort guéri le 6 janvier.

OBSERVATION XXXII

(D'après Proust, *loc. cit.*).

B. V..., quatorze ans, entré le 28 février 1884, à l'hôpital des Enfants malades, salle Saint-Côme, service de M. Saint-Germain.

Le jeudi 28 février, cet enfant tombe d'une voiture en marche, sous la roue et est traîné pendant quelques mètres, la roue appuyant sur la partie supérieure et latérale du thorax.

A l'hôpital, on constate une fracture des quatrième et cinquième côtes droites, sur la ligne axillaire et une contusion violente de la région scapulaire droite. Pas d'hémoptysie, pas de frisson, mais dyspnée extrême.

1er mars. — Mouvement fébrile. Râles de bronchite en arrière et en haut.

2 mars. — Dyspnée, abattement. T. = 38 degrés. Pas de point de côté, douleur vive à la pression près de l'épine de l'omoplate. Râles crépitants et sous-crépitants en ce point.

3 mars. — Teinte subictérique des conjonctives. Abattement. Dyspnée très grande. Crachats rouillés, visqueux; quelques-uns teintés de rouge brun.

4 mars. — Matité en avant et en arrière, dans toute l'étendue du lobe supérieur du poumon droit. Souffle tubaire énorme et bronchophonie, en avant et en arrière. Vers l'épine de l'omoplate, au niveau de la contusion, frottements pleuraux.

5 mars. — Prostration. La dyspnée a encore augmenté. Crachats rares, rouillés, visqueux. Mêmes signes stéthoscopiques que la veille, avec, de plus, des râles de congestion dans la partie inférieure du poumon droit.

6 mars. — Amélioration légère de l'état général.

7 mars. — La fièvre est tombée. Le souffle a, à peu près complètement, disparu; on ne le retrouve qu'au niveau de l'épine de l'omoplate. En ce point, frottements pleuraux. En avant, râles crépitants humides.

8 mars. — Le mieux s'accentue; cependant matité en arrière, dans toute l'étendue du thorax, à droite et, en avant, sonorité à timbre plus élevé à droite qu'à gauche. Le murmure vésiculaire s'entend, mais lointain. Râles de bronchite. Egophonie.

10 mars. — Quelques râles sibilants d'emphysème au sommet droit. Matité seulement dans le tiers inférieur du poumon. Vibrations thoraciques légèrement diminuées.

13 mars. — Bon état général. La matité a encore diminué de hauteur.

17 mars. — La respiration s'entend normale, mais encore diminution de la sonorité en bas et à droite.

20 mars. — L'enfant sort guéri.

Observation XXXIII (résumée).

(D'après sir John Cormack, *France médicale*, 1870.)

J. S..., palefrenier, âgé de cinquante ans, entré à Hertford Bri
tish Hospital, le 29 juillet 1870.

Antécédents alcooliques.

Le 19 juillet, il trébucha et tomba de tout le poids de son corps
sur le bord tranchant d'un seau. Il put néanmoins reprendre son
travail au bout de dix minutes et continua à vaquer à ses occu·
pations pendant près de deux heures, tout en souffrant d'une douleur forte et persistante, dans la région atteinte au moment de
la chute. Puis grand malaise général, respiration courte, douleur de plus en plus lancinante au côté gauche, pendant les inspirations et au moindre mouvement.

Le lendemain, il est obligé de s'aliter. Délire, cauchemars.
T. = 39°5. R. = 40, peu profondes, saccadées. A la percussion,
matité considérable des deux côtés. A l'auscultation, absence totale
du murmure respiratoire dans la moitié inférieure du poumon droit.
Dans la moitié supérieure, souffle bronchique, avec des degrés
variables de crépitation. Au tiers supérieur du poumon gauche,
frottements bien distincts. Urines rares, albumineuses.

Mort subite, le 29 juillet.

Autopsie. — Poumons presque partout adhérents aux côtes et
au diaphragme. Un peu d'épanchement séreux dans les portions
de la plèvre où cet état d'agglutination générale n'existe pas. On
sent, à la partie postérieure, un corps dur, de forme longue,
qu'on prend au début pour un fragment de côte fracturée, mais,
en réalité, aucune côte n'était brisée. Ce corps était empâté dans
la fausse membrane de la plèvre et complètement adhérent au
poumon. Une fois retiré, on voit qu'il a la forme de la lettre Z. Il
est dur et ressemble à de l'os. L'examen histologique montre qu'il
est formé de tissu connectif calcifié.

La moitié inférieure du poumon droit est à l'état d'hépatisation

grise et, à la coupe, il y a exsudation de pus, provenant principa-
-ement des tubes à air divisés. La moitié supérieure de ce poumon
est à l'état d'hépatisation rouge, avec exsudation, par la pression,
d'une légère quantité de sérosité, mais sans pus.

Le tiers supérieur du poumon gauche était congestionné, mais
flottait encore sur l'eau. Les deux tiers inférieurs étaient à l'état
d'hépatisation rouge. La plèvre gauche renfermait quelques onces
d'un liquide jaunâtre.

Nous donnons enfin ici le résumé de deux observations
auxquelles nous avons fait allusion au cours de notre
travail, bien que nous ayons fait nos réserves sur leurs
rapports avec la pneumonie traumatique: l'une est celle
de Maschka, rapportée par Koch, dans sa thèse, la seconde
celle d'Hayem et Graux au sujet de laquelle fut prononcé
le nom de « phlegmon diffus sous-pleural ».

OBSERVATION XXXIV

(D'après Maschka : Prag. med. Wochenschrifft, 1876).

Le nommé J. F..., âgé de cinquante et un ans, est frappé dans
la rue par deux individus, renversé et foulé aux pieds. Ayant rapidement perdu connaissance, il ne peut savoir combien de temps il
a été maltraité. En tout cas, il semble être resté étendu, privé de
connaissance et exposé au froid, pendant près de six heures ; aussi
les lésions thoraciques, qui sont décrites ci-dessous, peuvent-elles
n'être qu'une suite non immédiate du traumatisme.

Mort dix-sept jours environ après. A l'autopsie, on trouva les
deux poumons nettement emphysémateux, ayant leurs bords élar-
gis. Les plèvres des deux côtés renfermaient une certaine quantité de sérosité trouble. Dans l'épaisseur du lobe moyen du pou-

mon droit, il y avait un abcès de la grosseur du poing, rempli d'un pus de coloration gris sale et de débris de tissus nécrosés. Un autre petit abcès se trouvait plus en arrière et, tout autour, le parenchyme pulmonaire était hépatisé. Le lobe inférieur du poumon gauche était compact, lourd, privé d'air, à l'état d'hépatisation rouge-brun. A droite, les côtes, depuis la deuxième jusqu'à la huitième, étaient fracturées vers leur milieu, sur la même ligne. Les surfaces de fractures ne présentaient aucune trace d'épanchement sanguin, ni de début de formation du cal.

Les experts, dans leur rapport, émirent l'opinion que F..., probablement emphysémateux antérieurement, avait succombé à une pneumonie du lobe moyen droit et du lobe inférieur gauche, que cette pneumonie s'était déclarée par suite de la contusion du thorax et que la fracture des sept côtes droites était postérieure à la mort.

La Faculté n'admit pas cet avis. Pour elle, l'absence de formation du cal n'avait rien d'extraordinaire, car la formation de celui-ci peut demander plus de dix-huit jours, date de l'accident, et qu'il était, du reste, douteux, d'après l'étendue de l'abcès, que celui-ci ne se fût produit que par suite de réactions inflammatoires ayant leur siège au niveau de la troisième côte. On devait donc conclure que les fractures des côtes droites s'étaient produites pendant la vie et avaient eu pour suite une inflammation du parenchyme pulmonaire, avec suppuration, qui avait entraîné la mort.

OBSERVATION XXXV.

(D'après Hayem et Graux, *Bulletin de la Société anatomique*, 1874.)

P. A..., cocher, trente-huit ans, entre le 23 février 1874, à l'hôpital Beaujon. C'est un homme robuste, bien constitué, toujours bien portant antérieurement. Il aurait vu survenir ses accidents, il y a un mois environ, à la suite d'une chute dans un escalier, si violente qu'il perdit connaissance et ne revint à lui que deux heures après. Il put néanmoins reprendre son travail au bout de trois jours, mais, depuis son accident, il n'a cessé de tousser. Il n'a pas craché de sang.

A l'heure qu'il est, il est de nouveau arrêté. Il tousse et crache beaucoup. Crachats visqueux, ni adhérents, ni colorés, ayant une odeur fétide. Fort point de côté. Il n'y a pas eu de frisson. Fièvre assez modérée. A la base du poumon, une peu de matité avec souffle tubaire et broncho-égophonie. Plus haut, mélange de râles crépitants et sous-crépitants.

2 mars. — Le souffle a pris un caractère amphorique. Bruit de flot à la succussion hippocratique. L'odeur des crachats est devenue franchement gangreneuse. Le point de côté augmente. Le souffle s'étend peu à peu jusqu'à la base du poumon.

On pratique l'opération de l'empyème, à la suite de laquelle il sort par la plaie de larges lambeaux de plèvre, avec un pus très fétide. A la face profonde de ces lambeaux, adhèrent des débris de tissu pulmonaire atteint d'hépatisation grise.

Un mois après, le liquide qui sort par la plaie devient sanguinolent et on voit sortir des débris de poumon différents de ceux recueillis les premiers jours. Le tissu pulmonaire est rouge, infiltré de sang coagulé et ressemble à des morceaux d'infarctus.

Le malade meurt d'infection putride.

Autopsie, le 16 avril. — A droite, de toute part, sauf en avant, où il y a quelques adhérences celluleuses, le poumon laisse, entre sa face externe et la paroi thoracique, un espace aplati, lamelliforme, contenant du pus et une grande quantité de débris de poumon et de plèvre. La plèvre pariétale est recouverte d'une néo-membrane infiltrée de pus. Quant au poumon, il est dépourvu de plèvre dans une grande étendue, comme décortiqué et baigne à nu dans la collection purulente, dont il forme une des parois. Sa surface est de coloration gris noirâtre. Lorsqu'on le plonge dans l'eau, on voit, sur cette surface, se hérisser une grande quantité de villosités et de sortes de filaments chevelus et se dessiner des saillies en forme de cônes, correspondant aux lobules. Sur une coupe, on trouve les caractères de la pneumonie lobulaire suppurée. Dans les bronches, exsudation abondante.

A l'examen microscopique, on trouve que le plus grand nombre des alvéoles contient de la fibrine, retenant une petite quantité d'éléments cellulaires, particulièrement des globules blancs. D'autres alvéoles sont remp'is de cellules épithéliales granuleuses et de globules de pus. La lumière des vaisseaux, artérioles et veinules, est oblitérée par des coagulations composées presque exclusivement de fibrine et, dans quelques-uns, de globules blancs.

CONCLUSIONS

1° La pneumonie traumatique constitue une variété principalement étiologique des inflammations pulmonaires et, à ce point de vue, sa réalité est démontrée soit par la clinique humaine, soit par l'expérimentation sur les animaux.

2° La symptomatologie en est caractérisée surtout par le début insidieux, l'hémoptysie initiale, la fréquente association des signes de pneumonie et de ceux de bronchite, l'évolution moins régulière que celle de la pneumonie franche.

3' Au point de vue anatomo-pathologique, la maladie peut affecter des formes multiples, pneumonie lobaire, pneumonie fibrineuse à foyers multiples, pneumonie lobulaire, pneumonie disséquante.

4' L'opinion jusqu'ici régnante de la bénignité constante

de la pneumonie traumatique est trop absolue. La pneumonie traumatique est le plus souvent bénigne; mais elle peut être grave et même mortelle. Cette gravité dépend alors plus de l'état du sujet atteint que du traumatisme lui-même, qui peut être léger.

TABLE

Avant-propos 5

Chapitre premier. — Définition et historique 11

Chapitre II. — Etiologie. 18

Chapitre III. — Symptomatologie 34

Chapitre IV. — Marche, terminaison, pronostic 51

Chapitre V. — Complications 57

Chapitre VI. — Anatomie et physiologie pathologiques . . 69

    1° Pneumonie traumatique à forme de pneumonie lobaire fibrineuse 71

    2° Pneumonie traumatique fibrineuse à noyaux multiples. 76

    3° Pneumonie traumatique à forme de pneumonie catarrhale ou de broncho-pneumonie 78

    4° Pneumonie traumatique à forme de pneumonie interstitielle ou disséquante. 79

Chapitre VII. — Diagnostic et traitement 91

Appendice. Observations cliniques 96

Conclusions 151